Anaesthesiology and Resuscitation
Anaesthesiologie und Wiederbelebung
Anesthésiologie et Réanimation

71

Anaesthesie und Wiederbelebung bei Säuglingen und Kleinkindern

Bericht über das Symposion am 9. Oktober 1971 in Mainz

Herausgegeben von

F. W. Ahnefeld und M. Halmágyi

Mit 36 Abbildungen

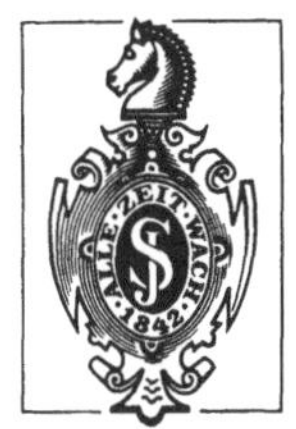

Springer-Verlag Berlin Heidelberg New York 1973

ISBN-13:978-3-540-06142-7 e-ISBN-13:978-3-642-65539-5

DOI: 10.1007/978-3-642-65539-5

 Library of Congress Catalog Card Number 72-96864. Satz, Druck und Bindearbeiten: Universitätsdruckerei Mainz GmbH

Vorwort

Bei einer ständig steigenden Anzahl von operativen Eingriffen im Säuglings- und Kleinkindesalter hat sich der Anaesthesist mit den physiologischen und pathophysiologischen Voraussetzungen dieser Altersgruppe, den anaesthesiologischen Techniken und Methoden auseinanderzusetzen. Spezielle Probleme im Bereich der Intensivtherapie, insbesondere der Langzeitbeatmung, erfordern einen ständigen Gedankenaustausch über die neu erzielten Ergebnisse und Erkenntnisse. Die geburtshilfliche Anaesthesie, die Pharmakokinetik der Narkosemittel und die in engem Zusammenhang damit stehenden Aufgaben der Reanimation Neugeborener beschäftigen gleichsam Anaesthesisten, Geburtshelfer und Pädiater.

Die auf diesem Symposium gehaltenen Referate, aber auch das Round-Table-Gespräch brachten nicht nur zahlreiche wertvolle Anregungen für die Praxis der Anaesthesie und Wiederbelebung bei Säuglingen und Kleinkindern. Hier wurden gleichzeitig neue Aufgaben umrissen, die für die Klinik, die zukünftige Forschung, aber auch für die Zusammenarbeit der Anaesthesiologie mit anderen Fachgebieten von Bedeutung sein dürften.

Mainz, im Juli 1972 — Die Herausgeber

Inhaltsverzeichnis

Verzeichnis der Referenten

ARBENZ, G., Dr., Institut für Anaesthesiologie der Universität Mainz

DANGEL, P., Dr., Leiter der Anaesthesiologie-Abteilung und der Intensivbehandlungsstationen der Universitäts-Kinderklinik Zürich

DICK, W., Prof. Dr., Abteilung für Anaesthesiologie der Universität Ulm

EMMRICH, P., Prof. Dr., Kinderklinik der Universität Mainz

FINSTER, M., M. D. Associate Professor of Anesthesiology, Columbia University, College of Physicians and Surgeons, New York

HALMÁGYI, M., Prof. Dr., Institut für Anaesthesiologie der Universität Mainz

JÜNGST, B. K., Prof. Dr., Kinderklinik der Universität Mainz

MILEWSKI, P., Dr., Abteilung für Anaesthesiologie der Universität Ulm

REINEKE, H., Dr., Abteilung für Anaesthesiologie der Universität Ulm

SATOYOSHI, M., M. D., Associate Professor, Department of Anesthesiology, Juntendo University Hospital, Tokio

TOMINAGA, T., M. D., Dr., Department of Anesthesiology, Tokio

WAWERSIK, J., Prof. Dr., Zentrale Abteilung für Anaesthesie der Universität Kiel

Voraussetzungen für die Durchführung der Anaesthesie bei Neugeborenen und Säuglingen

Von **J. Wawersik**

Obwohl die Indikation zu einer Allgemeinanaesthesie aus der Sicht des Anaesthesisten bei Neugeborenen und Säuglingen ebenso unbedenklich gestellt werden kann wie bei anderen Altersklassen, ergibt sich die Notwendigkeit hierfür selbst im Krankengut großer klinischer Zentren mit allen Fachabteilungen relativ selten. So wurden z. B. an den Universitätskliniken Heidelberg im Jahre 1970 insgesamt 618 Narkosen bei Kindern unter einem Jahr appliziert, denen eine Frequenz von 15438 Narkosen bei älteren Patienten gegenüberstand (Tab. 1). Dabei ist zu bedenken, daß ein erheblicher Prozentsatz dieser Säuglingsnarkosen in den Tätigkeitsbereich besonderer Spezialabteilungen fällt. Insbesondere die Kinderchirurgische Abteilung, die Herz- und Thoraxchirurgie sowie die Neurochirurgie beziehen ihre Patienten aus einem überregionalen Einzugsbereich, so daß 4% chirurgische Morbidität bei Säuglingen im vorliegenden Kollektiv (Tab. 1) nicht repräsentativ sein dürften. Man muß deshalb annehmen, daß die Wahrscheinlichkeit einer chirurgischen Erkrankung im Rahmen der Gesamtmorbidität eines regionalen Bezirkes noch geringer ist. Daraus ergibt sich die Konsequenz, daß Narkosen bei Neugeborenen und Säuglingen gegenüber der Gesamtzahl aller notwendigen Narkosen vergleichsweise selten vorkommen.

Andererseits erfordert die Applikation einer Allgemeinnarkose bei Säuglingen nicht nur bestimmte technische und apparative Voraussetzungen, sondern sie stellt auch hohe Anforderungen an die manuelle Geschicklichkeit des Anaesthesisten und sein Einfühlungsvermögen in die Narkoseführung, die sich nur durch große praktische Erfahrung und ständige Übung erwerben lassen. Es genügt dazu nicht die gelegentliche Applikation einer Maskennarkose bei einem Säugling im Rahmen einer allgemein-anaesthesiologischen Ausbildung, wozu sich bei Leistenhernien, Nabelbrüchen und anderen kleinen therapeutischen Eingriffen noch am ehesten Gelegenheit ergibt. Sicherheit in der Beherrschung schwieriger Situationen oder ernster Narkosezwischenfälle läßt sich jedoch nur erreichen, wenn man sich eine angemessene Zeit vorwiegend der Kinderanaesthesie gewidmet hat. Das ist freilich in dem notwendigen Umfang nur an relativ wenigen Krankenhäusern möglich. Allein unter dem Gesichtspunkt der anaesthe-

Tabelle 1. Narkosehäufigkeit im Säuglingsalter (Univ. Kliniken Heidelberg, Jahrgang 1970)

Ort des Eingriffs über Alter

Ort	< 1 J.	≧ 1 J.	Summe
Kopf	136	3913	4049
Hals	23	866	889
Thorax	95	1923	2018
Abdomen	267	2572	2839
Retroperit.	8	897	905
Becken	4	757	761
Damm	39	949	988
Rücken	28	241	269
Extrem.	13	3137	3150
Rest	5	183	188
Summe	618	15438	16056

Alter über Narkosetechnik

Technik	< 1 J.	≧ 1 J.	Summe
intravenös	0	151	151
Maske	258	3736	3994
Intubation	359	11518	11877
Rest	1	33	34
Summe	618	15438	16056

siologischen Ausbildung erscheint es deshalb unvermeidlich, daß Säuglingschirurgie zumindest vorwiegend an Spezialkliniken oder großen klinischen Zentren durchgeführt wird, um so mehr, als praktische ärztliche Erfahrung und eine spezielle apparativ-technische Narkoseausrüstung nicht die einzigen Voraussetzungen für Narkosen bei Neugeborenen und Säuglingen sind. Mindestens ebenso wichtig sind ein leistungsfähiges Laboratorium sowie geschultes Hilfs- und Pflegepersonal für die Assistenz wärend der Narkose und für eine adäquate postoperative Versorgung (Abb. 1).

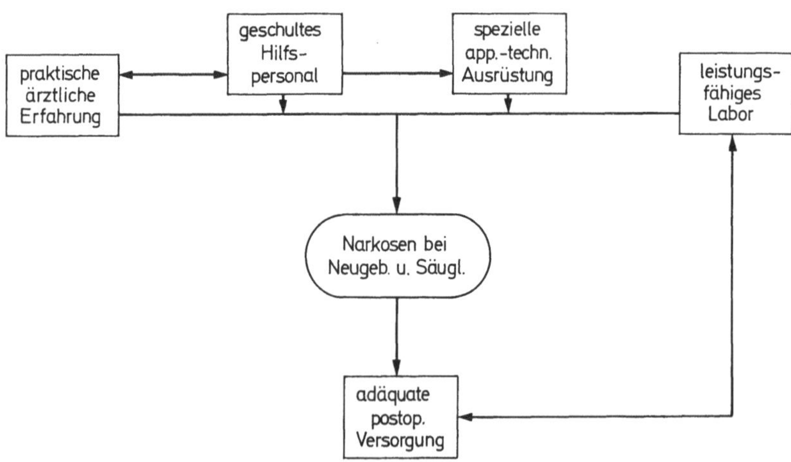

Abb. 1. Voraussetzungen für die Durchführung von Narkosen bei Neugeborenen und Säuglingen

Schon während der Narkoseapplikation sind bestimmte Voraussetzungen für die Allgemeinbehandlung und Überwachung unerläßlich:

Die Kreislaufüberwachung beim Neugeborenen kann sich im Routinebetrieb im wesentlichen auf eine auskultatorische Kontrolle der Herzaktion beschränken. Hierfür muß ein geeignetes Stethoskop bereit liegen. Ebenso wichtig ist die Kontrolle der Körpertemperatur, womit zugleich auch vorbeugende Maßnahmen gegen eine Auskühlung angesprochen sein sollen. Hierzu sind mindestens eine angemessene Temperierung des Operationssaales und eine beheizte Operationstischplatte zu rechnen. Schließlich ist es unerläßlich, über die Möglichkeit einer Blutgasanalyse zu verfügen. Häufig haben Neugeborene bereits vor der Operation eine Acidose. Deshalb muß neben einer 5 oder 10%igen Traubenzuckerlösung grundsätzlich auch eine molare Natriumbicarbonatlösung zur Infusion bereit gehalten werden. Die Verwendung von Elektrolytlösungen zur intraoperativen Flüssigkeitssubstitution bei Neugeborenen und Säuglingen ist im übrigen zu vermeiden.

Zur Schaffung eines Infusionsweges müssen geeignete Punktionsnadeln und Venae sectio-Katheter, dazu natürlich auch das weitere Instrumentarium für eine Venae sectio verfügbar sein. Schließlich gehören Magensonde und endotrachealer Absaugkatheter zur gründlichen Vorbereitung einer Säuglingsnarkose (Abb. 2).

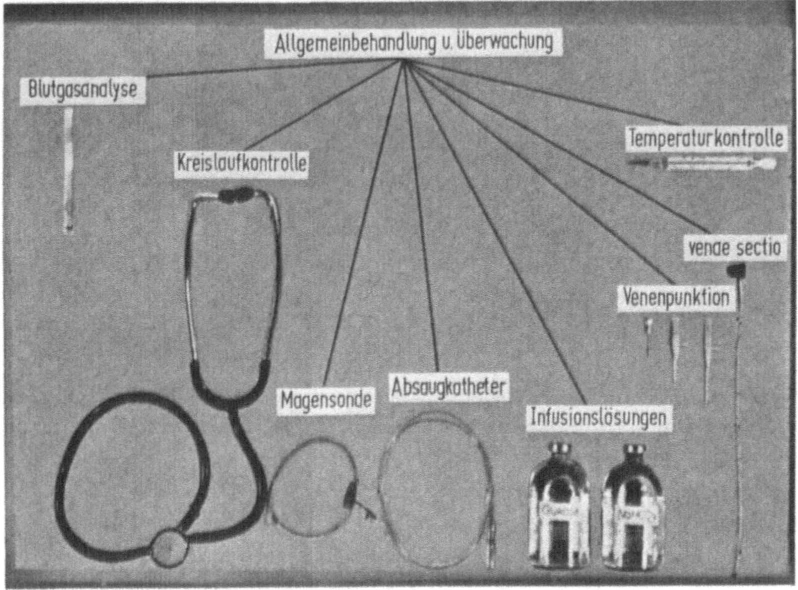

Abb. 2. Technische Vorbereitungen für die Allgemeinbehandlung und Überwachung während Narkosen bei Säuglingen

Diesem Instrumentarium zur Allgemeinbehandlung und Überwachung während der Narkose steht die eigentliche apparativ-technische Narkoseausrüstung gegenüber. Ein halboffenes Narkosesystem wird über geeignete Ansatzstücke mit einer passenden Gesichtsmaske oder einem Endotrachealkatheter verbunden. Zur Intubation wird ein Intubationsspatel benötigt, wobei es belanglos ist, ob man einem geraden oder dem gebogenen Spatelblatt den Vorzug gibt. Bei Maskennarkosen kann die Einführung eines Rachentubus die Freihaltung der Atemwege im Einzelfall erleichtern. Die Intubationsnarkose kann im Regelfall unter Succinylcholin-Relaxation durchgeführt werden, wobei eine Lösungskonzentration von 5 mg/ml zweckmäßig ist (Abb. 3).

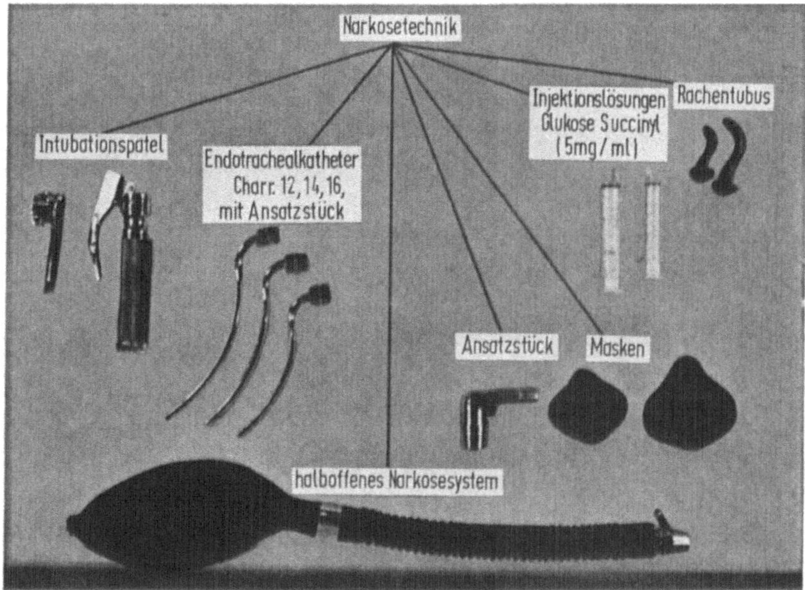

Abb. 3. Narkosetechnische Vorbereitung für Allgemeinanaesthesien bei Säuglingen

Erst aus der Verbindung dieser vielfältigen Mittel und ihrer sachgerechten Anwendung resultiert jenes hohe Maß an Sicherheit, unter dem auch große Eingriffe bei Neugeborenen und Säuglingen realisierbar geworden sind.

Die Wahl bestimmter Masken oder Endotrachealkatheter und Ventilmodifikationen ist weitgehend eine Frage des Ermessens, sofern die grundsätzlichen pathophysiologischen Gegebenheiten hinlänglich beachtet werden. Bemerkenswerterweise wurde lange Zeit dem Problem der apparativen Atemwiderstände wesentlich mehr Bedeutung zugemessen als dem Totraumproblem. Tatsächlich ist die unvermeidliche Totraumvergrößerung während einer Narkose wesentlich gravierender als die Erhöhung der Atemwegswiderstände durch einen adäquaten Endotrachealkatheter.

Untersuchungen unter Spontanatmung während Maskennarkosen haben gezeigt, daß auch gesunde Säuglinge in der Regel eher die Atemfrequenz steigern, ohne jedoch das Atemhubvolumen nennenswert zu vergrößern, so daß trotz einem hohen Atemminutenvolumen die alveolare Ventilation oft zu klein ist. Legt man der gemessenen mittleren Atemfrequenz und dem mittleren Atemminutenvolumen bei Säuglingen eine normale CO_2-Produktion und die daraus resultierende alveolare Ventilation von 360 ml/min zugrunde (Tab. 2), dann dürfte der Totraum insgesamt nur 8 ml betragen. Da man für den funktionellen Totraum mindestens 4 ml ansetzen muß, verbleiben für den apparativen Totraum bestenfalls noch einmal 4 ml. Dieser Wert läßt sich aber selbst bei günstigster Dimensionierung nicht einhalten. Daraus folgt bei Spontanatmung unter Masken-, ebenso wie unter Intubationsnarkose eine alveolare Hypoventilation, die sich blutgasanalytisch in der Tat auch nachweisen läßt. (Wawersik, 1970).

Tabelle 2. Maximal zulässiger Totraum bei Säuglingen und Kleinkindern unter Maskennarkosen für gegebene Meßwerte von Atemminutenvolumen und Atemfrequenz (Wawersik, 1967)

Gewicht kg	AMV ml	f pro min	$\dot{V}_{CO_2}$ ml/min	$\dot{V}_A$ (soll) ml	V_D (maximal zulässig) ml
3	950	73	15,5	360	8,1
10	2600	44	58,0	1350	28,4
15	3600	37	87,2	2030	42,4
23	5200	31	30,0	3030	70,0

Demgegenüber ist der Einfluß apparativer Atemwiderstände weitaus geringer als ursprünglich angenommen. Das hat offensichtlich daran gelegen, daß man z. B. die Widerstände von Endotrachealkathetern unabhängig von den auftretenden altersentsprechenden Atemstromstärken beurteilt hat. Beim Vergleich eines Tubus Charr. 18 mit Charr. 14 (Abb. 4) unter der Annahme einer Atemstromstärke von 150 ml/sec würde der Druck zur Überwindung des Strömungswiderstandes beim kleineren Katheter um etwa 6 cm WS, also fast dreimal so hoch wie beim größeren Katheter sein müssen. Diese Betrachtungsweise ist aber insofern unangemessen, als ein Tubus Charr. 18 wohl für ein etwa 1jähriges Kind mit einer Atemstromstärke von 150 ml/sec noch passend wäre. Demgegenüber ist Charr. 14 jedoch nur bei einem Neugeborenen oder jungen Säugling die adäquate Tubusgröße. In diesem Alter liegt aber die durchschnittliche Atemstromstärke bei etwa 50 ml/sec und der notwendige Druck zur Überwindung des

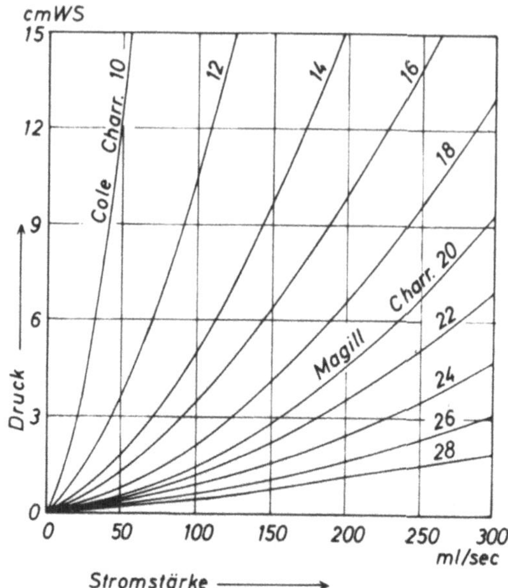

Abb. 4. Strömungswiderstand bei Endotrachealkathetern steigender Charrière-Größe

Strömungswiderstandes beträgt in dieser Größenordnung nur 1–2 cm WS, ist also geringer als der Druck, den ein älteres Kind für die Überwindung des Widerstandes des ihm gemäßen Katheters aufbringen muß (Abb. 4). Diese und weiterführende atemmechanische Überlegungen führen zu der Schlußfolgerung, daß die apparativen Atemwegswiderstände bei sachgerechter Technik unbedenklich sind (Wawersik, 1968). Insofern ist die Entwicklung spezieller Tubusformen wie z. B. des Cole- oder des Oxford-Tubus offensichtlich von einer falschen Voraussetzung ausgegangen. Der Unterschied im Strömungswiderstand verschiedener Endotrachealkathetermodifikationen (Abb. 5) ist bei vergleichbarer Materialbeschaffenheit bezüglich der Wandstärke relativ geringfügig, so daß die klassische Magill-Form in manschettenloser Ausführung aus Kunststoffmaterial (Abb. 2) zu Recht wieder vermehrte Verbreitung findet.

Es ist selbstverständlich, daß sich an die aufgezählten apparativen Ausrüstungsgegenstände und technischen Hilfsmittel zur Säuglingsnarkose noch andere Überlegungen anknüpfen lassen. An dieser Stelle sollte lediglich deutlich gemacht werden, daß neben einer guten apparativ-technischen, personellen und organisatorischen Ausstattung, neben praktischer Erfahrung und manueller Geschicklichkeit auch solide pathophysiologische Kenntnisse des Anaesthesisten stehen müssen, wenn alle Voraussetzungen für eine erfolgreiche Anaesthesie bei Neugeborenen und Säuglingen gegeben sein sollen.

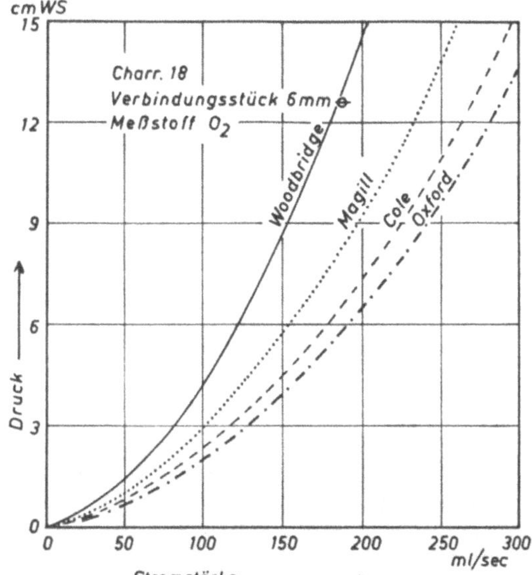

Abb. 5. Strömungswiderstand verschiedener Endotrachealkatheter-Modifikationen gleicher Charrière-Größe

Zusammenfassung

Die Voraussetzungen für eine adäquate Narkose bei Neugeborenen und Säuglingen werden vor allem unter den Gesichtspunkten der personellen, organisatorischen und apparativen Ausrüstung für Narkoseeinleitung und Narkoseführung, sowie spezieller Belange der intraoperativen Allgemeinbehandlung dargelegt. Insbesondere Fragen zum Narkosesystem und dem geeigneten Zubehör für Masken- und Intubationsnarkosen werden im Hinblick auf die atemmechanischen und ventilatorischen Gegebenheiten näher erörtert. Als Schlußfolgerung ergibt sich ein Katalog für die apparativtechnische Vorbereitung und Durchführung einer Narkose bei Neugeborenen und Säuglingen.

Literatur

Wawersik, J.: Ventilation und Atemmechanik bei Säuglingen und Kleinkindern unter Narkosebedingungen. Berlin-Heidelberg-New York: Springer 1967.

— Die Bedeutung atemmechanischer Befunde für Narkosetechnik und künstliche Beatmung bei Säuglingen und Kleinkindern. Z. Kinderchir. **6**, 152–162 (1968).

— Über die Beeinflussung von Ventilation und Atemmechanik durch Narkosen. In: Hutschenreuter, K., Bihler, K., Fritsche, P.: Anaesthesie in extremen Altersklassen. Berlin-Heidelberg-New York: Springer 1970.

— Anaesthesiemethoden bei Säuglingen und Kleinkindern. In: Zuckschwerdt, L., Kraus, H.: Chirurgische Operationslehre. München-Berlin-Wien: Urban & Schwarzenberg 1970.

Die Auswahl der Mittel und Techniken zur Anaesthesie bei diagnostischen und operativen Eingriffen an Neugeborenen

Von **G. Arbenz und W. Dick**

Jede Erkrankung des Neugeborenen führt an sich schon zu einer Störung seiner zwar funktionsfähigen, aber noch labilen Adaptation an das extrauterine Leben. Die Anaesthesie für Diagnostik und Therapie einer solchen Erkrankung darf daher keinesfalls noch eine zusätzliche Belastung dieser ohnehin beeinträchtigten Anpassungsfähigkeit darstellen.

Ein klares Konzept über das, was für den ungestörten Ablauf einer bestimmten Narkose, aber auch was für eine bestimmte Narkose bei plötzlich auftretenden Komplikationen erforderlich ist, ist damit von vorrangiger Bedeutung.

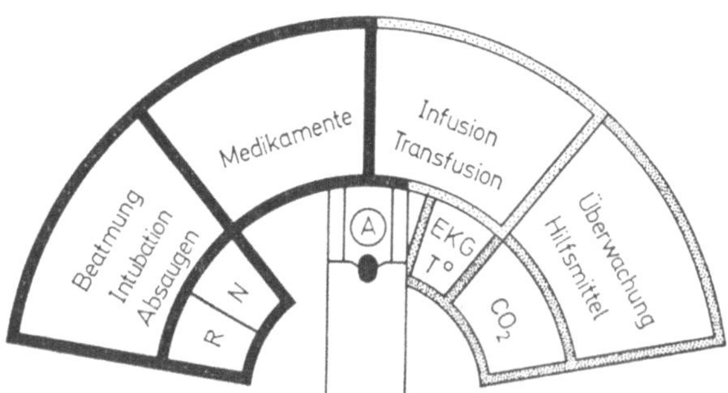

Abb. 1. Schematische Darstellung der Vorbereitung zur Anaesthesie beim Neugeborenen

Gehen wir davon aus, daß der geplante Eingriff einen gewissen technischen Aufwand erfordert und gleichzeitig der Zustand des Neugeborenen einen nicht sicher störungsfreien Ablauf der Anaesthesie erwarten läßt (Abb. 1). Wir setzen jedoch voraus, daß das Neugeborene nüchtern ist, daß grobe Störungen seiner vitalen Funktionen, insbesondere des Säure-Basen- und Wasser-Elektrolyt-Haushaltes vor Beginn der Anaesthesie behoben und daß eine dem Alter und Zustand entsprechende Prämedikation verabreicht worden ist.

Was bedeutet beim Neugeborenen eine adäquate *Prämedikation*?

Sie muß das Neugeborene vor gefährlichen vagalen Reflexen schützen, darf Atmung und Kreislauf nicht beeinträchtigen und soll die Steuerbarkeit der Narkose nicht beeinflussen. Präoperative Sedierung und Analgesie dagegen sind in dieser Altersstufe kaum erforderlich, ja nicht einmal erwünscht.

Die adäquate Prämedikation des Neugeborenen beschränkt sich daher auf die Applikation eines Vagolyticums, dessen Schwerpunkt in der Blokkierung der Vaguswirkung am Herzen liegt. Atropin in einer Dosierung von 0,015 bis 0,02 mg pro kg KG, 30 min präoperativ intramuskulär appliziert, ist unseres Erachtens aus den oben genannten Gründen das Vagolyticum der Wahl beim Neugeborenen. Scopolamin hingegen entfaltet in äquipotenter Dosierung nur einen unzuverlässigen vagolytischen Effekt. Sein Wirkungsschwerpunkt liegt neben der zentralen Sedierung vielmehr in der Sekretionshemmung. Die Sekretbildung ist beim Neugeborenen als Folge der noch wenig ausgereiften Schleimdrüsen des oberen Respirationstraktes jedoch kaum ausgeprägt, so daß ein Medikament mit diesem Angriffspunkt hier nicht indiziert ist.

Erfahrungsgemäß ereignen sich die meisten anaesthesiebedingten Komplikationen während der *Einleitung* der Narkose. Vor jeglicher Zufuhr eines Anaestheticums müssen folglich Überwachungskriterien zur Verfügung stehen, die jederzeit die Diagnose einer auftretenden Störung erlauben.

Dazu gehören einmal das präcordiale Stethoskop und das Ösophagus-Stethoskop zur kontinuierlichen Auskultation des Herzens und der Lungen. Dazu gehört auch beim Neugeborenen die unblutige Blutdruckmessung, die selbst bei Absolutwerten mit großer Fehlerbreite diagnostische Rückschlüsse auf den Zustand des Herz-Kreislauf-Systems aus dem Verlauf der einzelnen Blutdruckwerte zuläßt.

Dazu gehört schließlich ein rectales oder Ösophagus-Thermometer, um die beim Neugeborenen fast gesetzmäßig auftretende Hypothermie unter dem Einfluß von Narkose und Operation frühzeitig zu erkennen.

Wirksame Maßnahmen zur Verhinderung der Wärmeverluste sind ebenfalls Gegenstand der Vorbereitung zur Anaesthesie. Das Neugeborene wird entweder in eine Folie gewickelt, die die Wärmeabstrahlung nach außen behindert, oder auf einer Wärmematte gelagert, die die kontrollierte Zufuhr exogener Wärme erlaubt. Bei Eingriffen mit der Gefahr ausgedehnter Wärmeverluste, etwa bei Thorakotomien, ist die Kombination beider Verfahren indiziert.

In speziellen Fällen müssen die einfachen Überwachungsmethoden ergänzt werden durch die kontinuierliche Registrierung des EKG's, die Messung der stündlichen Urinausscheidung, des zentralen Venendrucks und der Temperaturdifferenz zwischen Körperkern- und Körperschale, die Messung des Atemhub- und Atemzeitvolumens, die Registrierung der endexspiratorischen CO_2-Ausscheidung sowie besonders die Erfassung der Blutgaswerte.

Vor Beginn der Anaesthesie ist schließlich die Bereitstellung einer optimalen Ausrüstung zur Sicherung der Atmung unerläßlich.

Dazu gehören einmal Masken mit dem geringstmöglichen Totraum, wie etwa die RENDELL-BAKER-Maske, kleine GUEDEL-Tuben und sterile Absaugkatheter, ein geeignetes Laryngoskop, entweder mit MACINTOSH- oder MILLER-Spatel, entsprechend dimensionierte Endotrachealtuben sowie Pflaster zur Fixierung der Tuben. Bevorzugt werden Kunststofftuben mit gleichmäßigem Durchmesser ohne Blocker und ohne zusätzliche Krümmungen.

Zu dieser Ausrüstung gehört andererseits ein den physiologischen Gegebenheiten des Neugeborenen angepaßtes Beatmungssystem, das einen geringen Widerstand, einen geringen Totraum, eine sichere CO_2-Elimination und die Möglichkeit zur künstlichen Beatmung bietet.

Das halb-offene, ventillose Spülgassystem in seinen verschiedenen Modifikationen, etwa nach KUHN oder JACKSON-REES, erfüllt diese Forderungen weitgehend, wenn zur Elimination der Kohlensäure mindestens das 2- bis 3fache des Atemminutenvolumens an Frischgas zugeführt wird und außerdem die erforderliche Frischgasmenge 3 l/min nicht unterschreitet.

Die offene Tropfmethode dagegen ist unseres Erachtens obsolet.

Die früher üblichen Ventilsysteme, z. B. STEPHEN-SLATER und FINK, RUBEN und andere Modifikationen haben entweder einen zu großen Totraum oder sind in der täglichen Anwendung unhandlich und in der Funktion unsicher.

Auch das Pendelsystem ist wegen der Gefahr der unbemerkten Totraumvergrößerung, des Wärmestaus und der möglichen Staubinhalation aus dem Absorber wenig geeignet.

Als Alternative zum Spülgassystem bietet sich allenfalls noch ein speziell dimensioniertes Säuglings-Kreissystem an.

Die Kontrolle aller zur Anaesthesie und zur Beherrschung ihrer Komplikationen notwendigen Medikamente schließt die unmittelbare Vorbereitung der Narkose ab.

Prinzipiell stehen zur *Narkoseeinleitung* des Neugeborenen die gleichen Methoden zur Verfügung wie für das ältere Kind und den Erwachsenen, d. h. die Einleitung per inhalationem, auf intramuskulärem und auf intravenösem Wege.

Die intravenöse Narkoseeinleitung ist an einen venösen Zugang, d. h. ein Perfusionsbesteck oder eine Plastikverweilkanüle gebunden, gegebenenfalls muß eine Venae sectio durchgeführt werden. Dabei empfiehlt sich der Zusatz eines Dreiwegehahns, der die einfache, zeitsparende und sterile Applikation verschiedener Infusionslösungen, gewährleistet. Die Installation eines venösen Zugangs beim wachen Neugeborenen bereitet jedoch vielfach Schwierigkeiten, so daß die Narkoseeinleitung auf diesem Wege, wie etwa bei der Liverpool-Technik, wenig Anklang gefunden hat. Auch bei einem noch so kleinen Eingriff sollte jedoch spätestens im Anschluß an die Narkoseeinleitung beim schlafenden Neugeborenen ein parenteraler Zugang geschaffen werden.

Kommt das Neugeborene mit liegendem Venenkatheter zur Anaesthesie, so stehen zur intravenösen Narkoseeinleitung kurz wirkende Barbiturate, Ketanest, Dehydrobenzperidol und Fentanyl zur Verfügung (Abb. 2). Unter den entsprechenden Sicherheitskautelen ist das Neugeborene *selbst* keine Kontraindikation gegen die intravenöse Narkoseeinleitung. Die Verwendung kurz wirkender Barbiturate, wie etwa Trapanal in einer Dosierung von 3 mg pro kg KG garantiert eine rasche und schonende Einleitung; zu beachten sind aber wie beim Erwachsenen die negativen Barbituarateigenschaften, nämlich Atem- und Kreislaufdepression. Die Barbiturateinleitung des Neugeborenen sollte folglich dem Erfahrenen vorbehalten sein.

Barbiturat:	Trapanal 3 mg/kg i.v.	
NLA:	DHB Fentanyl	0,1–0,15 mg/kg i.v. 0,005 mg/kg i.v.
Phencyclidin:	Ketanest	[6–13 mg/kg i.m.] 1–2 mg/kg i.v.

Abb. 2. Richtlinien für die Dosierung zur intravenösen Narkoseeinleitung

Die gleichen Kautelen gelten auch für die Durchführung der Neuroleptanaesthesie, da Dehydrobenzperidol eine Wirkungsdauer von vielen Stunden aufweist, außerdem Fentanyl eine starke atemdepressorische Wirkung ausübt. Darüber hinaus lassen sich für beide Substanzen z. Z. kaum verbindliche Dosierungsrichtlinien beim Neugeborenen geben.

Intramuskulär applizierbare Anaesthetica dürfen keine Gewebsirritation zurücklassen. Aus diesem Grunde scheiden die Barbiturate aus. Hier bietet sich allenfalls noch das Ketanest an, aussagefähige Untersuchungen über Dosierung und Komplikationen beim Neugeborenen stehen jedoch ebenfalls noch aus.

Die rectale Narkoseeinleitung schließlich sollte aus dem Bereich der Neugeborenenanaesthesie verwiesen werden.

Die Methode der Wahl scheint uns die *Inhalationseinleitung* zu sein. Sie ist technisch einfach durchführbar und relativ sicher.

Unter den allgemein zur Verfügung stehenden Inhalationsanaesthetica scheiden Chloroform, Vinyläther, Chloräthyl und Trichloraethylen aus (Abb. 3); relativ kontraindiziert, bedingt durch äußere Umstände, sind auch Cyclopropan und Äther. Da die Einleitung mit Methoxyfluran zu lange dauert, ist dieses Anaestheticum bestenfalls zur Fortführung der Narkose geeignet. Die Kombination von Sauerstoff-Lachgas-Halothan oder Sauerstoff-Halothan ist demnach auch beim Neugeborenen am günstigsten. Halothan ist gut steuerbar, nicht explosiv, hat keine emetischen oder sekretionsfördernden Eigenschaften und erlaubt eine angenehme und schnelle Einleitung. Dem stehen in Abhängigkeit von der Dosierung die Myokard- und Atemdepression, die Sensibilisierung gegen Katecholamine sowie sehr fraglich die Hepatotoxicität gegenüber.

Gerade wegen der Gefahr der Myokarddepression erscheint uns die oft geübte Praxis einer hohen Halothandosierung bis zu 3 und 4 Vol.-% in der Einleitungsphase der Narkose zu gefährlich, eine Konzentration bis maximal 2 Vol.-% reicht völlig aus. Um auch bei diesen Konzentrationen eine frühe respiratorische Depression zu vermeiden, muß bereits in der Anflutungsphase der Anaesthesie von der reinen Spontanatmung auf die assistierende Beatmung, aber auch von der hohen auf niedrige Halothankonzentrationen übergegangen werden. Besondere Vorsicht mit Halothan ist bei Neugeborenen mit Herzvitien, Exsiccosen und Blutungen geboten.

Chloroform	Aethylaether	Vinylaether	Chloraethyl	Trilen
Cyclopropan	Aethylen			
Stickoxydul				
Penthrane				
Halothan				

Abb. 3. Anaesthetica zur Inhalationseinleitung beim Neugeborenen

Bei genügender Narkosetiefe erhebt sich dann die Frage, ob die Maskennarkose bei assistierender Beatmung ausreicht oder das Neugeborene intubiert und kontrolliert beatmet werden sollte.

Abgesehen von sog. 5-Minuten-Eingriffen sind wir der Ansicht, daß das Neugeborene immer intubiert werden muß. Dafür bieten sich verschiedene Techniken an.

Einmal die *Intubation* im Wachzustand, dann die Intubation in tiefer Narkose bei erhaltener Spontanatmung, weiterhin die Intubation unter alleiniger Anwendung eines Relaxans und schließlich die Intubation unter kombinierter Wirkung eines Anaestheticums und eines Muskelrelaxans. Beim vorgeschädigten oder schwachen Neugeborenen ist die Wachintubation zweifellos die sicherste Methode, besonders dann, wenn eine ausreichende Präoxygenisierung vorausgegangen ist. Die Spontanatmung ist dabei erhalten, der gering ausgeprägte Muskeltonus und Hustenreflex behindern die Intubation kaum. Die Methode bietet zusätzlich den Schutz vor Intubationsschwierigkeiten bei Kehlkopfmißbildungen und einen absoluten Schutz gegen eine unerwartete Regurgitation und Aspiration.

Die Intubation in tiefer Anaesthesie mit erhaltener Spontanatmung ist, wie schon erwähnt, nicht zu empfehlen, da einerseits die Gefahr der kardiovasculären Depression besteht, andererseits gerade beim Neugeborenen die für die Intubation notwendige Narkosetiefe ohne Gefahr des Laryngospasmus für den Unerfahrenen kaum sicher zu beurteilen ist.

Beim bis auf das chirurgische Grundleiden gesunden und kräftigen Neugeborenen ist die Intubation nach oberflächlicher Inhalationseinleitung unter der Wirkung von 1–1,5 mg pro kg KG Succinylcholin i.v. oder 2–3 mg pro kg KG Succinylcholin i.m. leicht, atraumatisch und sicher durchzuführen. Lediglich der volle Magen und Mißbildungen der oberen Luftwege stellen eine absolute Kontraindikation gegen die intramuskuläre Verwendung von Succinylcholin dar.

Am Ende einer komplikationslos verlaufenen Narkoseeinleitung befindet sich das Neugeborene in einem Zustand der Reflex- und Kreislaufstabilität und bietet ideale Bedingungen für Diagnostik und Therapie. Im

Substanz	Initial-Dosis mg/kg	Repetier-Dosis mg/kg	Wirkungseintritt nach
Succinylcholin	i.v. 1–1,5 i.m. 2–3	0,3–0,5 —	8–10 sec 2–3 min
d-Tubo-Curarin	0,2–0,3	0,1	2–3 min
Methyl-Curarin	0,15	0,05–0,075	1–2 min
Alloferin	0,15	0,05–0,075	1–2 min
Gallamin	1,0	0,5	1–2 min
Pancuronium	0,05–0,075	0,025	2–4 min

Abb. 4. Dosierung und Wirkungseintritt von Relaxantien beim Neugeborenen

Interesse seiner weiteren Sicherheit sind bezüglich der Anaesthesietechnik die gleichen Grundsätze anzuwenden wie beim Erwachsenen, also die Nutzung der Vorteile der Kombinationsnarkose mit Reduktion potentiell schädlicher Faktoren auf ein Minimum. Die tiefe Halothannarkose zur Muskelerschlaffung, etwa beim angeborenen Zwerchfelldefekt, ohne Anwendung von Muskelrelaxantien ist, ebenso wie in der Einleitungsphase der Anaesthesie, auch während ihrer Durchführung nicht gerechtfertigt. Der beim Neugeborenen nur gering ausgeprägte Muskeltonus macht in der Regel eine medikamentöse Muskelerschlaffung nur in bestimmten Phasen eines diagnostischen oder therapeutischen Eingriffs notwendig.

Ganz allgemein sind Neugeborene gegenüber Nichtdepolarisationsblockern empfindlicher, gegenüber Depolarisationsblockern hingegen weniger empfindlich als ältere Kinder und Erwachsene.

Für die üblichen Eingriffe der Neugeborenenchirurgie bietet sich daher die fraktionierte Gabe von Succinylcholin in einer Dosierung von $^1/_3$ der Einleitungsdosis an (Abb. 4). Die unkontrollierte kontinuierliche Applikation von Succinylcholin in Form einer Tropfinfusion ist abzulehenen. Es muß jedoch betont werden, daß die intravenöse Injektion von Succinylcholin schwere Bradykardien und Rhythmusstörungen hervorrufen kann. Eine ausreichende und gegebenenfalls zu wiederholende Vagolyse ist daher unerläßlich. Zum anderen sollte die handelsüblche 2%ige Lösung zur besseren Steuerbarkeit verdünnt, etwa in 0,4%iger Lösung, injiziert werden.

Aus den oben angeführten Gründen ist beim Neugeborenen die Verwendung von Curare-Präparaten nur selten, etwa bei der *Liverpool-Technik*, indiziert.

Bei diesem Verfahren wird zur Narkoseeinleitung ein Barbiturat intravenös injiziert, gefolgt von einer voll relaxierenden Dosis eines Curare-Präparates (Abb. 5). Es schließt sich die kontrollierte Hyperventilation mit einem Lachgas-Sauerstoff-Gemisch ohne Zusatz eines sonstigen Anaestheticums an. Die Anwendung von Curare beim Neugeborenen muß immer mit einer medikamentösen Aufhebung des Curareblocks durch einen Cholinesteraseblocker in Kombination mit Atropin verbunden werden.

Thiopental:	3–5 mg/kg i.v.		> Hyperventilation O_2-N_2O
d-Tubocurare:	0,3 mg/kg bis 3. Monat		
	0,6 mg/kg über 3. Monat		
Wiederholungsdosis 0,1–0,2 mg/kg—30′—30′			
Blockreversion:	Atropin:	0,016 mg/kg	
	Prostigmin:	0,07 mg/kg	
	Mestinon:	0,16 mg/kg	

Abb. 5. Liverpool-Technik

Unabhängig davon, ob das Neugeborene relaxiert wird oder nicht, ist während des operativen Eingriffs eine kontinuierliche Beatmung indiziert. Beatmungsvolumina und Beatmungsfrequenzen sollten sich dabei an den physiologischen Verhältnissen, d. h. Atemfrequenzen etwa 30/min, Atemminutenvolumen ca. 1 l pro 5 kg KG bei Verwendung möglichst niedriger Beatmungsdrucke ausrichten.

Die klassischen Zeichen zur Beurteilung der *Narkosetiefe* entsprechend dem von Guedel angegebenen Schema gelten heute nur noch mit Einschränkungen beim Erwachsenen, viel weniger aber beim Neugeborenen. Das Prinzip der Kombinationsnarkose setzt voraus, daß die Narkose nur so tief gehalten wird, daß Hypnose, Analgesie und ausreichende Reflexdämpfung gewährleistet sind, schädliche Reflexe bzw. Myokarddepressionen jedoch vermieden werden. Unter diesen Bedingungen und unter Berücksichtigung der pharmakologischen Wirkungen der Anaesthetica sind die aussagefähigsten Zeichen für die Tiefe der Narkose und für die Beurteilung der vitalen Funktionen die oben kurz skizzierten Parameter.

Am Ende jeder Narkose muß das Neugeborene unter Spontanatmung einen guten Muskeltonus aufweisen und darf kaum noch Restwirkungen der Narkose zeigen. Das bedeutet, daß das Neugeborene grundsätzlich wach nach Absaugen des Nasen-Rachenraumes extubiert wird. Nur in Ausnahmefällen wird die Trachea zusätzlich abgesaugt. Bei dieser Technik sind weder reflektorischer Atemstillstand noch Laryngospasmus zu befürchten. Zudem kann die Bildung von partiellen oder totalen Atelektasen und in deren Gefolge lebensbedrohliche Hypoxien verhindert werden. Sollte eine Sekretansammlung im Tracheobronchialbaum ein Absaugen dennoch notwendig machen, so darf der Endotrachealtubus erst nach vollständiger Wiederentfaltung der Lungen durch Beatmung mit Sauerstoff und anschließend mit Luft entfernt werden.

Das Neugeborene kann erst aus dem Operationstrakt und aus der Obhut des Anaesthesisten entlassen werden, wenn alle vitalen Systeme Anzeichen einer vollständig normalen Funktion aufweisen, diese Anzeichen dokumentiert sind und gegebenenfalls sekundäre exogene Schädigungen, wie etwa Unterkühlungen oder Verbrennungen durch Wärmematten ausgeschlossen worden sind.

Nur in seltenen, indizierten Fällen wird der Endotrachealtubus belassen oder nasotracheal umintubiert, etwa wenn eine postoperative Beatmung notwendig ist.

Gefahren für die vitalen Funktionen durch die Anaesthesie drohen vor allem bei einer insuffizienten Ventilation, einer fehlerhaften Zusammensetzung des Beatmungsgemisches, bei einer fehlerhaften Anwendung der zur Anaesthesie verabreichten Medikamente, bei Ignorierung eines drohenden oder manifesten Schocks, einer Exsiccose, einer Acidose oder einer Hypothermie, wobei die von der Norm abweichenden Parameter nicht registriert oder nicht entsprechend interpretiert werden.

Wenn die physiologischen und pathophysiologischen Besonderheiten des Neugeborenen bekannt sind, die technischen Voraussetzungen für eine optimale Narkoseführung geschaffen werden, die elementaren Grundsätze zur Sicherung der vitalen Funktionen befolgt werden und die richtige Auswahl der Mittel und Methoden zur Anaesthesie für den konkreten Fall getroffen wurde, so läßt sich die Anaesthesie beim Neugeborenen genau so sicher und komplikationslos gestalten wie die Anaesthesie beim Erwachsenen.

Literatur

DICK, W., KREUSCHER, H., LÜHKEN, D.: Vergleichende Untersuchungen zur Begrenzung des Wärmeverlustes beim Säugling während der Anaesthesie. In: Anaesthesiologie und Wiederbelebung, Band 47, S. 79. Berlin-Heidelberg-New York: Springer 1970.

DORNETTE, W. H. L.: The stethoscope, the anesthesiologists's best friend. Anesth. Analg. Curr. Res. **42**, 7 (1963).

Droh, R.: Das Kuhn'sche Kinderbesteck, ein verbessertes Narkose- und Beatmungsgerät für Säuglinge und Kleinkinder: Anaesthesist, **16**, 248 (1967).

Henneberg, U.: Kontrolle der Ventilation in der Neugeborenen- und Säuglingsanaesthesie: In: Anaesthesiologie und Wiederbelebung, Band 29. Berlin-Heidelberg-New York: Springer 1968.

Kreuscher, H.: Ketamine. In: Anesthesiologie und Wiederbelebung, Bd. 40. Berlin-Heidelberg-New York: Springer 1969.

Leigh, N. D., McCoy, D. D., Belton, M. K., Lewis, G. B.: Bradycardia following i.v. administration of succinylcholine to infants and children. Anesthesiology **18**, 698 (1957).

— Jenkins, L. C., Belton, M. K., Lewis, G. B.: Continuous alveolar CO_2-analysis as a monitor of pulmonary blood flow. Anesthesiology **18**, 879 (1957).

— Belton, M. K.: Pediatric anesthesiology: New York: McMillan Company 1959.

Smith, R. M.: Anesthesia for infants and children. St. Louis: C. V. Mosby Company 1968.

Stephen, C. R., Ahlgreen, E. W., Bennett, E. J.: Elements of pediatric anesthesia. Springfield, Illinois: Charles C. Thomas Verlag 1970.

Wawersik, J.: Ventilation und Atemmechanik bei Säuglingen und Kleinkindern unter Narkosebedingungen. In: Anaesthesiologie und Wiederbelebung, Bd. **24**. Berlin-Heidelberg-New York: Springer 1967.

Wilton, T. N. P., Wilson, F.: Neonatol-Anesthesia. Blackwell scientific publications Oxford 1965.

Effects of Obstetric Anesthesia on the Fetus and Newborn

By **M. Finster**

Almost every drug used in obstetrical analgesia and anesthesia has been found to cross the placenta, in most instances by simple diffusion. This process is influenced by several factors:

a) *Degree of ionization:* Organic drugs are transferred mainly in the undissociated or non-ionized form: charged or ionized particles penetrate with difficulty. Changes in pH which increase the concentration of the undissociated form therefore favor the passage of drugs into the fetus.

b) The degree of *fat solubility* of the non-ionized molecule probably plays the most important role in governing the rate of transfer across the placenta. Drugs with high fat solubility are transferred rapidly, whereas lipid insoluble drugs penetrate poorly.

c) The *concentration gradient* which is related primarily to the quantity of drug administered to the mother, the route of administration and the state of uterine and fetal circulations.

d) Substances of low *molecular weight* diffuse freely across the placenta, whereas those of molecular weight exceeding 1000 do not cross at all.

Once the drug reaches the fetal side of the placenta, the response of the infant is related to the quantity of drug which reaches its central nervous system. The fact that anesthetized mothers usually deliver vigorous infants indicates that there is a delay in the uptake of anesthetic drugs by the fetal brain and other tissues. The reason for the delay is that, unlike maternal tissues, which are in direct contact with maternal blood, fetal tissues are separated from maternal blood by another compartment, namely fetal blood. Although significant concentrations of various anesthetic drugs have been found in umbilical vein blood shortly after their administration to the mother, unique characteristics of the fetal circulation protect the fetus from their immediate effect.

Blood returns from the placenta to the fetus via the umbilical vein, which enters the fetal liver and is joined by the portal vein. Most of the umbilical vein blood perfuses the hepatic parenchyma and enters the inferior vena cava through the hepatic vein, while a small proportion is shunted through the ductus venosus directly into the inferior vena cava. Consequently the greater portion of any drug is strained through the liver before gaining access to the rest of the fetus. Substantial hepatic accumulation of anesthetic agents such as thiopental, halothane and lidocaine has indeed been demonstrated. The liver is thus seen to occupy a vital vascular crossroad in the fetal circulation, decreasing the amount of lipid soluble drugs reaching the central nervous system and other vital organs of the fetus.

The contents of the inferior vena cava above the hepatic vein consist of an admixture of arterialized blood from the placenta with venous blood returning from the gastrointestinal tract and the lower extremities. This mixed caval blood divides into two streams. The smaller one, amounting to about 40% of the inferior caval flow, enters the right heart where it becomes further admixed with venous blood returning via the superior vena cava from the brain, head and upper extremities. This blood is ejected by the right ventricle into the pulmonary trunk, but only a small fraction acutally perfuses the fetal lungs, since the major portion is shunted into the thoracic aorta through the ductus arteriosus. The remaining 60% of the blood flowing up the inferior vena cava traverses the foramen ovale into the left atrium where it undergoes admixture with blood returning from the lungs. This blood is then ejected into the aorta and delivered to the head and upper extremities, to the trunk and lower extremities and, via the umbilical arteries, to the placenta. Because of the pattern of fetal circulation described above any drug which crosses the placenta must undergo progressive dilution within the fetus before it reaches the arterial side of the fetal circulation.

During labor, uterine contractions may reduce the amount of drugs transmitted to the fetus by decreasing the perfusion of the intervillous space of the placenta. Finally, cord compression, which has been found to occur in approximately $^1/_3$ of vaginal deliveries, may also impede free entry of drugs into the fetal circulation.

It should be emphasized, however, that the fetal "protection" from drugs administered to the mother is only temporary. Prolonged anesthesia and/or the administration of large doses of depressant drugs to the mother will inevitably increase the incidence of depression in the newborn. Shnider and Moya found that infants delivered in less than 1 h following intramuscular doses of 50, 75 or 100 mg of meperidine to the mother were not depressed by the drug, whereas if delivery was delayed beyond 1 h, a certain proportion of the infants were affected (one-minute Apgar score of 6 or less). Similarly, with cyclopropane anesthesia for elective cesarean section, Moya observed depression attributable to the anesthetic only in infants delivered after more than 5–6 min of anesthesia. For anesthetic concentrations- of nitrous oxide, the critical period appears to be 10 min. In the case of thiopental, we have confirmed the absence of fetal and neonatal depression following low doses (less than 7 mg/kg to the mother); infants delivered between 3 and 7 min after larger doses (8 mg/kg) tended to show some barbiturate-induced depression, indicated by lower Apgar scores.

The use of local anesthetic techniques in obstetrics has several advantages over general anesthesia. It provides the mother with excellent relief of pain during both labor and delivery, yet does not expose her to the danger of aspiration of gastric contents. The infant's condition at birth is generally good. Fetal depression and acidosis may nonetheless result from the administration of local anesthetic drugs to the mother. Two mechanisms, singly or in combination, may be responsible. One is maternal hypotension, caused by sympathetic blockade, often aggravated by compression of the vena cava by the gravid uterus and resulting in decreased perfusion of the placenta and fetal asphyxia. The second mechanism is direct depression of the fetus by the local anesthetic drug itself after transfer across the placenta. Local anesthetics have been found to cross the placenta very rapidly and reach significant concentrations in highly perfused fetal organs. Thus the incidence and onset of fetal depression depend mainly on the dose and the rate of drug absorption from the site of injection. This phenomenon is particularly evident following paracervical blocks which are achieved by injection of local anesthetics into a highly vascular area. Fetal bradycardia and acidosis, which frequently ensue, are associated with transiently elevated drug levels in the fetal blood. Therefore, it is recommended that the local anesthetic drugs with the lowest systemic toxicity be used and the volume and concentration be reduced to the minimum consistent with analgesia of adequate depth and extent.

Once in the fetus, the ultimate fate of any drug is still greatly dependent upon the placenta. Since the fetal and neonatal liver is seriously deficient in drug-metabolizing enzymes, most drugs must be excreted from the fetus across the placenta and back into the maternal circulation for final disposition. As a consequence, the newborn is more susceptible than the fetus to an overdose of anesthetics inadvertently administered to the mother.

Zusammenfassung

Es zeigte sich, daß fast alle in geburtshilflicher Analgesie und Anaesthesie verwendeten Mittel die Placenta mit Leichtigkeit passieren und in signifikanter Konzentration im Nabelschnurenvenenblut erscheinen.

Uniquitäre Merkmale des fetalen Kreislaufes schützen jedoch den Fetus vor ihrer unmittelbaren Wirkung.

Dazu gehören: Anreicherung der Stoffe in der fetalen Leber, fortschreitende Verdünnung innerhalb der venösen Seite des fetalen Kreislaufes, uterine Contractionen und Kompression der Nabelschnur.

Der fetale Schutz vor der der Mutter verabreichten Mittel, ist nur temporär. Prolongierte Anaesthesie und/oder Verabreichung von depressiven Mitteln führt unweigerlich zum vermehrten Auftreten von Depressionszuständen des Neugeborenen.

References

ADAMSONS, K.: Transport of organic substances and oxygen across the placenta. Birth Defects Original Series. The National Foundation, Publ. **1**, 27 (1965).

FINSTER, M., MARK, L. C., MORISHIMA, H. O., MOYA, F., PEREL, J., JAMES, L. S., DAYTON, P. G.: Plasma thiopental concentrations in the newborn following delivery under thiopental-nitrous oxide anesthesia. Amer. J. Obstet. Gynec. **95**, 621 (1966).

— — Placental transfer of drugs and their distribution in fetal tissues. In: BRODIE, B. B., GILLETTE, J. R., Handbook of Experimental Pharmacology. Vol. XXVIII/1, p. 276. Berlin-Heidelberg-New York: Springer 1971.

— MORISHIMA, H. O., BOYES, R. N., COVINO, B. G.: Placental transfer of lidocaine (Xylocaine) and its uptake by fetal tissues. Anesthesiology **36**, 159 (1972)

KOSAKA, Y., TAKAHASHI, T., MARK, L. C.: Intravenous thiobarbiturate anesthesia for cesarean section. Anesthesiology **31**, 489 (1969).

MORISHIMA, H. O., ADAMSONS, K.: Placental clearance of mepivacaine following administration to the guinea pig fetus. Anesthesiology **28**, 343 (1967).

MOYA, F., THORNDIKE, V.: Passage of drugs across the placenta. Amer. J. Obstet. Gynec. **84**, 778 (1962).

— Relationship of anesthesia to mortality in elective cesarean section. N. Y. St. J. Med. **62**, 2169 (1962).

SHNIDER, S. M., MOYA, F.: Effect of meperidine on the newborn infant. Amer. J. Obstet. Gynec. **89**, 1009 (1964).

Present Status of Pediatric Anesthesia in Tokyo

By **M. Satoyoshi and T. Tominaga**

Introduction

Pediatric surgery, especially neonatal surgery, has now become fairly prevalent in Japan though it was introduced into our hospitals only about 15 years ago. The first successful operation on a newborn infant for congenital intestinal obstruction was performed in 1956 by Dr. SURUGA at the San-iku-kai Hospital, one of the charity hospitals located in downtown Tokyo. Since then, he has pioneered the new field of pediatric surgery in Japan, and one of us (SATOYOSHI) has been working with him as anesthetist up to now.

The importance of special techniques for neonatal anesthesia and postoperative care has gradually become recognized by many surgeons. In 1959, pediatric anesthesia was the topics of a symposium at the 15th General Assembly of the Japan Medical Congress and one of us (SATOYOSHI) gave a special paper entitled "neonatal anesthesia". In 1960, two cases of successful primary anastomosis of congenital esophageal atresia with tracheo-esophageal fistula were reported independently by Drs. WAKABAYASHI and UEDA.

Following the establishment of the Japanese Society of Pediatric Surgeons in 1964, the National Children's Hospital was opened in Tokyo in 1965. In 1968, the department of pediatric surgery was established at Juntendo University under the direction of Prof. SURUGA; this is the only independent department in Japan. Since then, two more state and one city hospitals for children have been established in Japan, and cases requiring operation have increased greatly in number.

In fact, there is an urgent shortage of specialists in pediatric surgery and anesthesia. A seminar of pediatric surgery has been held in Tokyo and in Osaka each for the last 4 years, in which lectures on pediatric anesthesia and postoperative respiratory care are given by the pediatric anesthetists. During this period, surgical demonstrations are also given at 5 main hospitals. The present status of pediatric anesthesia at three of these hospitals, the National Children's Hospital, the Juntendo University Hospital and the San-iku-kai Hospital is reported briefly here.

Number of Pediatric Cases Requiring Anesthesia

The number of cases at the three hospitals where anesthesia was applied during 1970 was as follows: At the Children's Hospital, with 270 beds, 3321 cases were anesthetized for all kinds of surgery, including 92 newborns and 1057 infants under 12 months of age. At the Juntendo University Hospital, with a total of 650 beds, there were 1165 cases requiring pediatric anesthesia, i.e. 35% of all cases anesthetized, including 19 newborns and 203 infants. At the San-iki-kai Hospital, where there were only 24 surgical beds for children, there were 548, including 28 newborns and 212 infants. The totals for this hospital did not include ear, nose and throat or eye surgery.

The number of cases was almost stable at each hospital, because the beds available for children had been limited due to a shortage of nurses.

Details of Surgical Cases, especially in Infants under 12 Months of Age

At the Children's Hospital, there were 178 thoracic cases and 330 abdominal cases, accounting for 5.4% and 9.9% respectively of all operations in all age groups, as against 30 thoracic (2.6%) and 90 abdominal cases (7.9%) at the Juntendo University Hospital and 2 thoracic (0.4%) and 62

Table 1. Numbers of Thoracic, Abdominal Operations in Newborns and Infants under 12 Months of Age at Three Hospitals (1970)

Diseases	Children's Hospital	Juntendo University Hospital	San-iku-kai Hospital
Congenital esophageal atresia with tracheo-esophageal fistula	8	2	
Congenital heart disease	22	4	
Congenital heart disease (open-heart)	12		
Lung cyst & others	7	2	2
Diaphragmatic hernia	5	3	
Omphalocele	8	1	5
Intestinal obstruction, perforation & others	42	8	12
Congenital biliary atresia	17	12	6
Pyloric stenosis	27	7	3
Hirschsprung's disease	32	11	4
Imperforated anus	25	11	11

Table 2. Preanesthetic Medication at Three Hospitals (1970)

Age		Children's Hospital			Juntendo University Hospital San-iku-kai Hospital	
Newborn		Atropine	0.02 mg/kg	i.m. (30 min before)	Atropine	0.02 mg/kg i.m. (45–60 min before)
Infants	under 3 months	Atropine	0.02 mg/kg	i.m.	Atropine	0.02 mg/kg i.m.
	over 3 months	{Diazepam syrup	0.7 mg/kg	p.o. (2 hrs before)	Atropine	0.02 mg/kg i.m.
		{Atropine	0.02 mg/kg	i.m. (30 min before)		(45–60 min before)
Children		Diazepam	–10 mg	p.o. (the night before)		
		{Diazepam	–10 mg	p.o. (2 hrs before)	{Pethidine	1.0–1.5 mg/kg} i.m.
		{Atropine	– 0.4 mg	i.m. (30 min before)	{Hydoxyzine	2.0 mg/kg} i.m.
		or			{Atropine	–0.4 mg} i.m. (45–60 min before)
		{Pentobarbital	–50 mg	p.o. (2 hrs before)		
		{Atropine	– 0.4 mg	i.m. (30 min before)		

abdominal cases (11.1%) at the San-iku-kai Hospital. The thoracic and abdominal operations performed in newborns and infants under 12 months of age at each hospital are shown in Table 1. Before the Children's Hospital was opened, major surgery in infants including cardiovascular surgery, was usually performed at the San-iku-kai Hospital. However, the National Children's Hospital has been taking over these cases for the last few years, and open-heart surgery has been performed there in infants over 4 months of age with transposition, ventricular septal defect, coarctation syndrome and so forth.

Anesthetic Techniques

The anesthetic techniques, including preanesthetic medication are somewhat different at each hospital, depending upon the characteristics of the hospital, the type of surgery and the anesthestist's opinion. Table 2 shows the preanesthetic medication administered at the three hospitals. According to this table, oral diazepam was preferred for sedation at the Children's Hospital, even in infants over 3 months of age, whereas at other hospitals intramuscular pethidine and hydroxyzine were selected as sedatives only for children. Methods of inhalation anesthesia were the same as those in other countries, using the circle system and modified T-piece technique with or without endotracheal intubation. For older children, regional anesthesia such as spinal or epidural anesthesia was used, though it was not recommended for those under 10 years of age.

Table 3. Main Anesthetic Agents used for Pediatric Anesthesia at Three Hospitals (1970)

Agent	Children's Hospital	Juntendo University Hospital	San-iku-kai Hospital
Fluothane	73.7%	73.4%	87.4%
Ether	—	14.8	9.1
Nitrous oxide with Muscle relaxants	20.1[a]	—	—
Penthrane	0.4	1.0	—
Cyclopropane	1.1	2.3	3.1
Local anesthetics	4.5	1.1	—
Others	0.2	0.4	—
Ketamine	[b]	7.0	0.4
Total	(3321)	(1165)	(548)

[a] Muscle relaxants: d-tubocurarine, dialferin, pancuronium
[b] 134 cases, for examination as against in the operating theater

As shown in Table 3, fluothane was the anesthetic agent most frequently used, in over 70% with or without nitrous oxide at each hospital. Ether was still preferred for plastic and ear, nose and throat surgery with local adrenaline, except at the Children's Hospital, where nitrous oxide was used in combination with muscle relaxants such as d-tubocurarine, dialferin and pancuronium in such cases as well as for longer thoracic and abdominal operations. Nitrous oxide with muscle relaxants was also preferred for open-heart surgery at the Children's Hospital, whereas penthrane was frequently used at the Juntendo University Hospital. Cyclopropane was mostly used for poor-risk younger infants or those with biliary atresia at the Juntendo and San-iku-kai hospitals. Intramuscular and/or intravenous ketamine was used only for examination or minor ophthalmic and other superficial procedures, such as debridement of burns and skin graft. Neuroleptanalgesia using droperidol and pentazocine with nitrous oxide has recently been used for open-heart surgery at the Children's Hospital. Details will be reported elsewhere.

The Role of the Anesthetist in Respiratory Care

Recently the anesthetists have frequently been called to respiratory emergencies on the wards. As shown in Table 4, at the Juntendo University Hospital, 7 infants out of 140 pediatric cases and 12 infants out of 222 surgical cases under 12 months of age, required the care of an anesthetist to survive critical respiratory conditions. Among them, 6 cases were improved by keeping the patent airway by means of endotracheal intubation and

Table 4. Respiratory Emergencies in Infants under 12 Months of Age (Juntendo University Hospital, 1970)

No. of Cases			
	Pediatric	7	(out of 140)
	Surgical	12	(out of 222)
Treatment			
	Patent airway	6	
	Assisted respiration of short duration	5	
	Nasal intubation and mechanical IPPV (more than 24 hrs)		
	Myasthenia gravis	1	
	Meningitis	1	
	Metabolic disturbance	1	
	Hyperbilirubinemia	1	
	Overdosage of depressant	2	
	Congenital heart disease	2	
	Total	8	

tracheobronchial toilet. Five cases required short-term manually assisted respiration for 30 minutes to several hours. Eight cases were treated with nasal intubation and mechanical IPPV using a Bird respirator mark 8 with J-circle, for more than 24 hours. In one case of myasthenia gravis, this had to be maintained for 8 days.

Summary

The present status of pediatric anesthesia is described with reference to an analysis of surgical cases, anesthetic methods and agents used in 1970 at three different types of hospital in Tokyo. The number of pediatric cases requiring surgery is increasing every year and there are always thousands of cases waiting for admisssion. The provision of more facilities for sick children, with well trained specialists and nurses, is an urgent problem.

Tracheal Lavage in Postoperative Respiratory Care of Young Infants

By M. Satoyoshi

Introduction

Respiratory complications frequently follow surgery in infants under 12 months of age, especially in newborn infants. In spite of considerable advances in our knowledge and improved techniques of postoperative care, respiratory complications are still fatal in young infants. Careful observation, early recognition of symptoms, and immediate institution of proper treatment by surgeons, anesthetists, and nursing staff are essential for successful management of these complications. However, many such emergencies can be handled by the anesthetist.

This paper presents our experience of some postoperative respiratory emergencies effectively treated by an anesthetist by means of tracheal lavage and discuss its significance in the postoperative respiratory care of young infants.

Incidence of Postoperative Respiratory Complications in Infants

During the past 10 years from January 1961 to December 1970, 404 newborns and 2044 infants under 12 months of age were anesthetized for various types of surgery and examination at the San-iku-kai Hospital. Table 1 shows the incidence of postoperative respiratory complications studied by radiography in surgical cases treated during a 5-year period from 1964 to 1968 [1]. According to this study, respiratory complications followed thoracic surgery in 87% of cases with congenital esophageal atresia with tracheoesophageal fistula and in 15% of cases with congenital heart disease. Following abdominal operations, the incidence of respiratory complications ranged from 3.4% in Hirschprung's disease to 23% in abdominal tumor, and was 4.3% in cleft lip and palate. Mortality was dependent upon the nature of the disease, associated anomalies, preexisting pulmonary complications and the type of surgery. However, the overall mortality in cases with postoperative respiratory complications was 50%, as against 14.5% in cases without complications.

Table 1. Incidence of Postoperative Respiratory Complications (1964–68)

Disease	Total	Respiratory Complications		Mortality Rate			
				with Respiratory Complications		without Respiratory Complications	
	No.	No.	%	No.	%	No.	%
Congenital esophageal atresia with T.E.F.[a]	32	28	87	10	35.7	1	25
Congenital heart disease	135	19	15	11	58	36	31
Diaphragm. hernia	19	2	10.5	1	50	6	35.3
Congenital intestinal obstruction	45	5	11	5	100	13	32.5
Congenital biliary atresia	52	8	15.3	7	87.5	18	41
Pyloric stenosis	29	3	10	3	100	1	3.8
Intussusception	54	3	5.6	0	0	0	0
Abdominal tumor	13	3	23	0	0	0	0
Imperforated anus	69	4	5.8	0	0	12	18.5
Hirschsprung's disease	58	2	3.4	2	100	4	7.1
Cleft lip & palate	207	9	4.3	4	44.4	0	0
	713	86	12.1	43	50.0	91	14.5

[a] T.E.F.: tracheo-esophageal fistula

Use of Tracheal Lavage and its Technique

Since 1963, tracheal lavage has been actively used in certain postoperative respiratory complications such as tracheobronchial obstruction and/or atelectasis with mucus or vomitus. Table 2 shows the indications for and the diseases treated by tracheal lavage, which included 12 cases of congenital esophageal atresia with tracheo-esophageal fistula following either a primary anastomosis or the first-stage operation, 4 cases of ventricular septal defect following a banding of pulmonary artery, 2 cases of Pierre-Robin syndrome, and one case each of cleft lip and palate and congenital intestinal obstruction. Thirteen out of 20 cases survived successfully and excellent results were obtained in most of them.

The technique of tracheal lavage is as follows. An adequate amount of oxygen should be given prior to the procedure. Intubation is then carried out with the aid of nurses or other assistants to hold the baby's shoulders and head in the correct position. It may be necessary to give a small dose of atropine, 0.025–0.05 mg, by i.v. injection to prevent cardiac arrhythmia, though anesthesia is rarely required for intubation except in older, vigorous infants. After tracheal suctioning, 2–3 ml of diluted, warm saline are injected rapidly into the trachea. Infants frequently cough up the obstruction at this point. Suction and manual intermittent positive pressure ventilation with 100% oxygen is carried out in various positions. During this postural drainage, shaking of the body and percussion of the chest wall are also very effective. The procedures after intubation may be repeated until obvious respiratory sounds become audible.

Table 2. Cases Treated by Tracheal Lavage

Indication	No.	Disease	No.	(No. of death)
Tracheo-bronchial obstruction				
with mucus	11	Congenital esophageal atresia with T.E.F.[a]	5	(1)
		VSD[b]	4	(2)
		Pierre-Robin syndrome	2	
with vomitus	3	Congenital esophageal atresia with T.E.F.[a]	1	(1)
		Congenital intestinal obstruction	1	(1)
		Cleft lip and palate	1	
Atelectasis	6	Congenital esophageal atresia with T.E.F.[a]	6	(2)
Total	20		20	(7)

[a] T.E.F.: tracheo-esophageal fistula
[b] VSD: ventricular septal defect

Problems in Tracheal Lavage

Before tracheal lavage is performed, the following should be assessed carefully in every case:

1. Interpretation of Radiographic and Biochemical Studies

Chest X-rays and arterial pH and blood-gas studies frequently reveal respiratory complications.

Figure 1 shows chest X-rays in a case of postoperative atelectasis associated with respiratory acidosis. This infant was a 4-day-old female weighing 2350 g, with congenital esophageal atresia with tracheo-esophageal fistula. Primary anastomosis was performed and her immediate postoperative course was satisfactory. On the first postoperative day, respiratory distress rapidly developed due to atelectasis of the right upper lobe. Laboratory tests re-

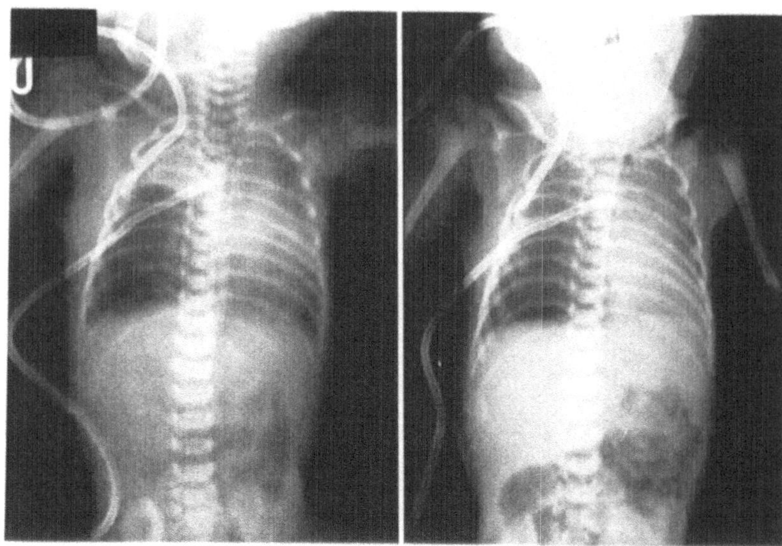

Fig. 1. Chest X-rays: atelectasis of right upper lobe on the first postoperative day. (A 4-day-old female with congenital esophageal atresia with T.E.F.) Left: before lavage; right: after lavage

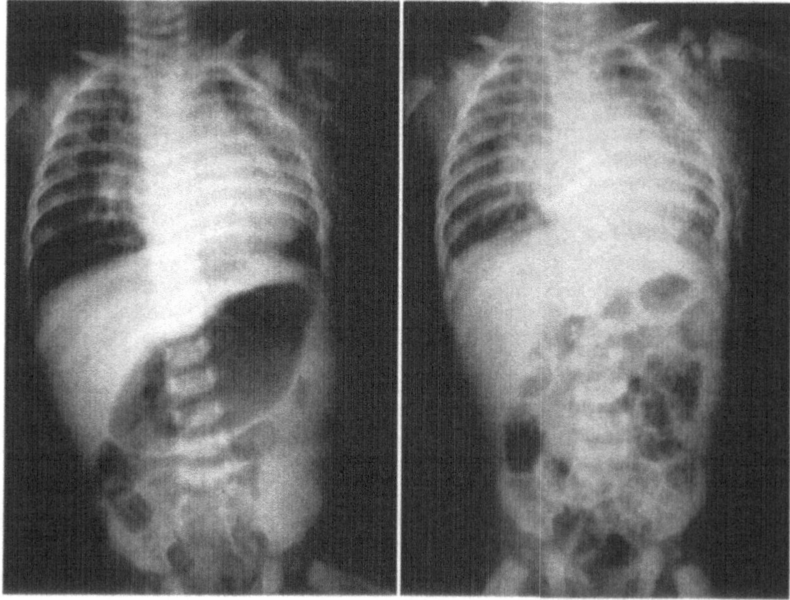

Fig. 2. Chest X-rays: tracheobronchial obstruction with viscid mucus, 4 hrs after surgery. (A 5-month-old female with VSD.) Left: before lavage; right: after lavage

vealed depressed capillary blood pH of 7.28 and elevated PCO_2 of 94 mmHg measured by the Astrup method (left). In this case, a single lavage was enough to clear her chest by removing a mucus plug and to bring blood pH and PCO_2 nearer to the normal values with 7.30 and 50 mmHg respectively (right), corresponding well with her clinical recovery.

In some cases changes in these values do not correspond with clinical signs at all.

Figure 2 shows this in a 5-month-old female weighing 4350 g, with ventricular septal defect associated with marked pulmonary arterial hypertension. She was moderately dyspneic and had capillary blood pH of 7.39, PCO_2 of 46 mmHg and PO_2 of 70 mmHg measured by IL meter (113–SI) in 40% ambient oxygen. Respiratory distress appeared four hours after surgery and deteriorated rapidly even though the chest X-ray and the blood pH of 7.36, PCO_2 of 44 mmHg and PO_2 of 73 mmHg were better than those recorded in the preoperative state. She was restless and her stomach was dilated (left). A fingertip-sized plug of viscid mucus was removed by lavage and marked relief was obtained, though there was no apparent improvement in chest X-ray or blood studies except that the PCO_2 level fell to 32.5 mmHg (right). She had no similar episodes subsequently and progressed well.

2. *Transient Disturbance in Pulmonary Gas Exchange and Fatigue*

Transient disturbance in pulmonary gas exchange and fatigue may occur during and immediately after tracheal lavage.

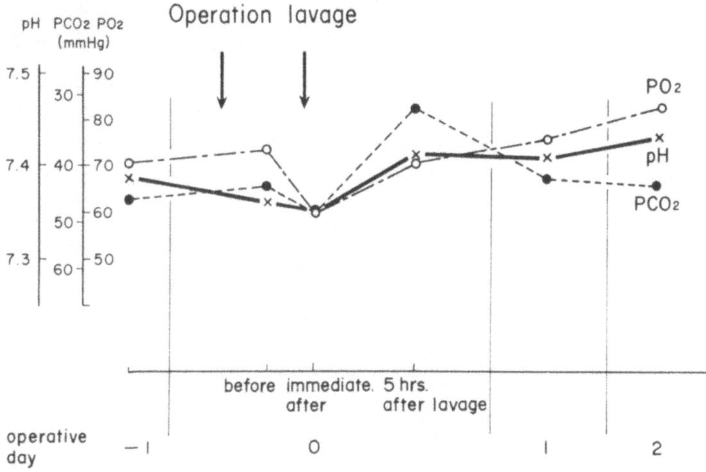

Fig. 3. Changes in capillary blood pH, PCO_2 and PO_2 before and after lavage. (A 5-month-old female with VSD.) Immediately after lavage, decreased PO_2 with slight increased PCO_2 were demonstrated with almost no change in pH. These values improved 5 hrs after lavage

Figure 3 illustrates the changes in capillary blood pH, PCO_2 and PO_2 before and after lavage in the same case as presented in Figure 2. According to serial analysis, immediately after lavage PO_2 fell from 73 to 60 mmHg with almost no change in pH from 7.36 to 7.355 and a slight increase in PCO_2 from 44 to 47 mmHg. During intermittent positive pressure ventilation, this baby started sucking the endotracheal tube, though she showed fatigue with decreased skeletal muscle tone after lavage. However, all her activities recovered within 20 minutes.

3. Increased Mucous Secretion

A tendency to increased mucous secretion is frequently observed following lavage and the treatment has to be repeated daily, especially in cases of congenital esophageal atresia.

Figure 4 shows chest X-rays in a case repeatedly treated by tracheal lavage for four consecutive days to relieve recurrent atelectasis due to increased mucus. This infant was a 7-day-old female weighing 2950 g, with congenital esophageal atresia with tracheo-esophageal fistula and she underwent the first-stage operation. She had had atelectasis of the right middle lobe before the operation, which disappeared immediately after surgery when lavage was performed (top, left and right). Eleven hours later, respiratory distress gradually increased with bilateral atelectasis (second line, left). A considerable amount of thick mucus was sucked out by lavage and dramatic relief was obtained, though chest X-ray did not show any improvement (right). On the second postoperative day, respiratory distress with diffuse shadow developed again but improved rapidly after lavage (third line, left and right). On the third day, complete atelectasis of the right lung again became apparent and was treated by lavage followed by removal of the thoıacic drain (fourth line, left and richt). On the fourth day, atelectasis of the right lower lobe reappeared and was cleared up by lavage (bottom, left and right). During this period, no pathologic organisms were found in the tracheobronchial secretion. She subsequently made an uneventful recovery.

Fig. 4. Chest X-rays: recurrent atelectasis required repeated lavage. (A 7-day-old female with congenital esophageal atresia with T.E.F.) Top: before surgery (L) and immediately after surgery (R). Second line: bilateral atelectasis, 11 hrs after surgery (L) and after lavage (R). Third line: bilateral atelectasis on the second postoperative day (L) and after lavage (R). Fourth line: complete atelectasis of right lung on the third postoperative day (L) and after lavage (R). Bottom: atelectasis of right lower lobe on the fourth postoperative day (I.) and after lavage (R)

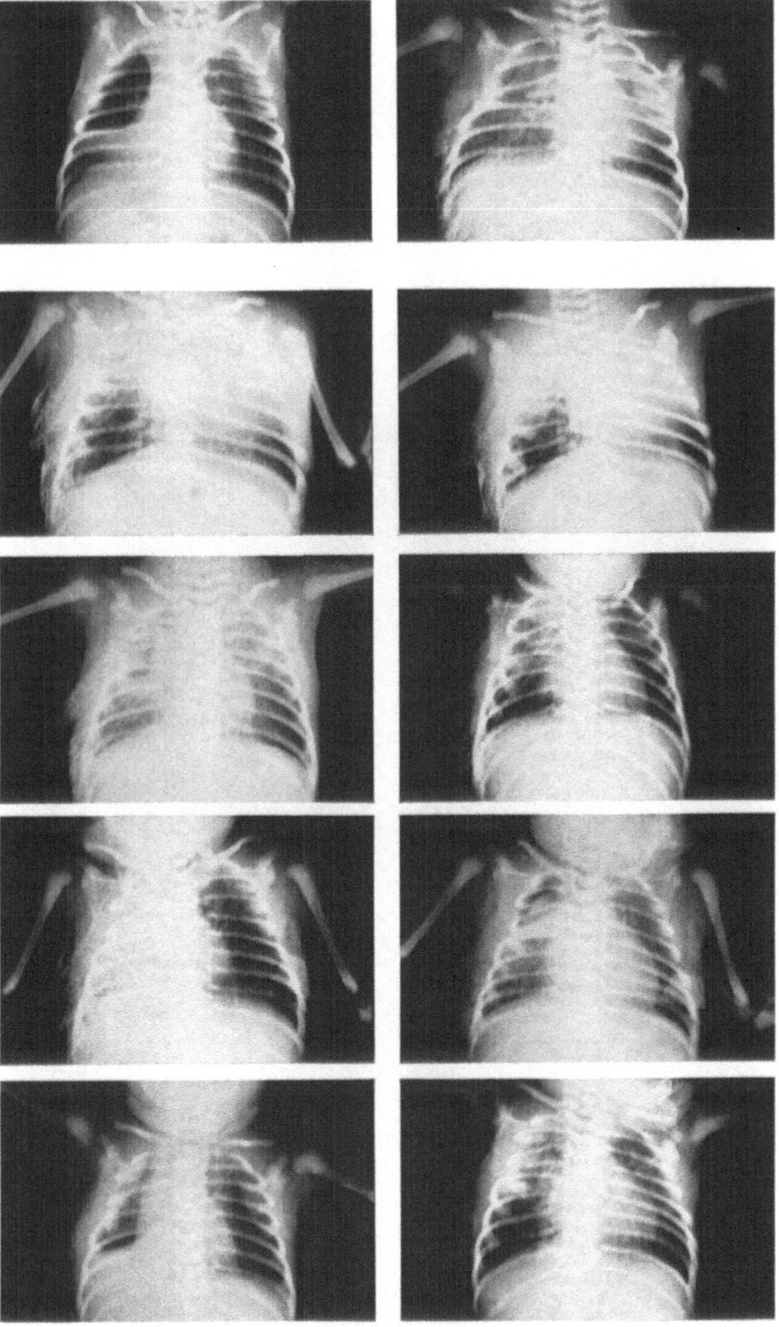

Fig. 4.

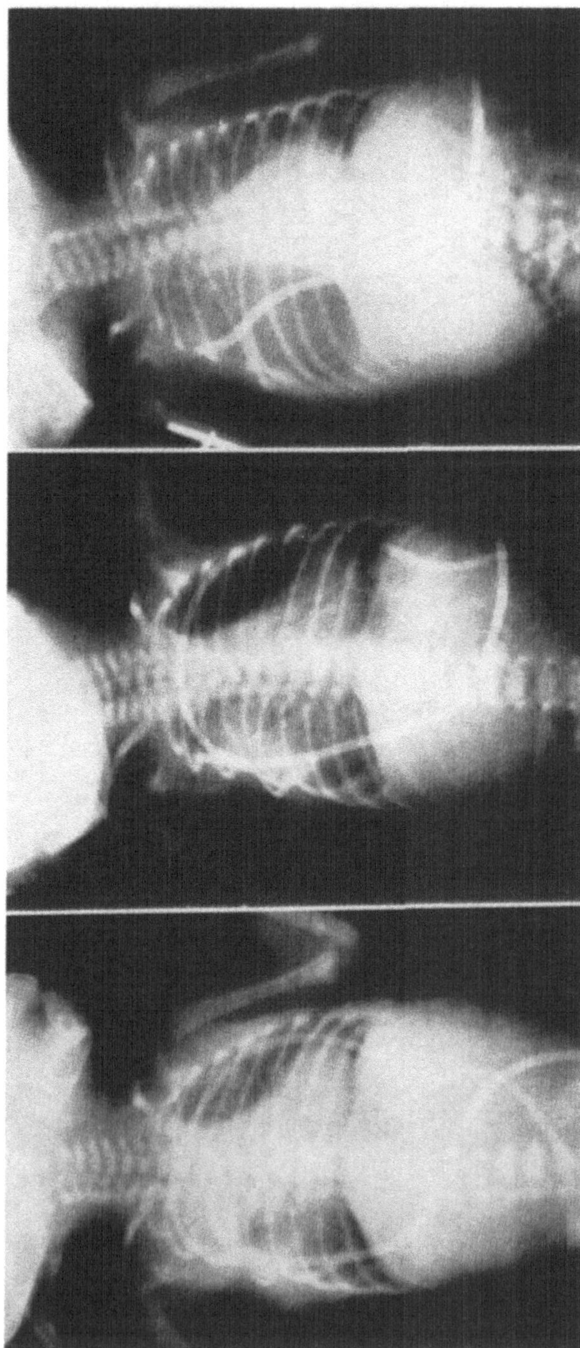

Fig. 5. Chest X-rays: atelectasis and rupture of alveoli. (A 6-day-old female with congenital esophageal atresia with T.E.F.) Left: atelectasis of right upper lobe on the second postoperative day; middle: after lavage; right: rupture of alveoli on the fifth postoperative day

4. *Accidental Rupture of Alveoli*

Tracheal lavage may involve the risk of rupturing the alvedi, especially in premature infants.

Figure 5 shows chest X-rays of postoperative atelectasis and rupture of alveoli which occurred during intermittent positive pressure ventilation. This 6-day-old female with congenital esophageal atresia with tracheo-esophageal fistula weighing 1500 g, had atelectasis of the right upper lobe on the second postoperative day (left) and underwent lavage daily until the fifth postoperative day when accidental rupture of alveoli occurred (right). Pneumopyothorax developed rapidly, though patent surgical drainage was carried out without delay. Every effort was subsequently made to maintain a clear airway by suctioning alone and she survived.

Analysis of Deaths

There were 7 deaths out of 20 cases treated with tracheal lavage. An analysis of the causes is summarized in Table 3, including delayed lavage in 5 cases and technical failure and false indication in one case each. Delayed lavage caused further fatal pulmonary complications, such as aspiration pneumonitis in cases 1 and 2. It also caused deterioration of the infants'

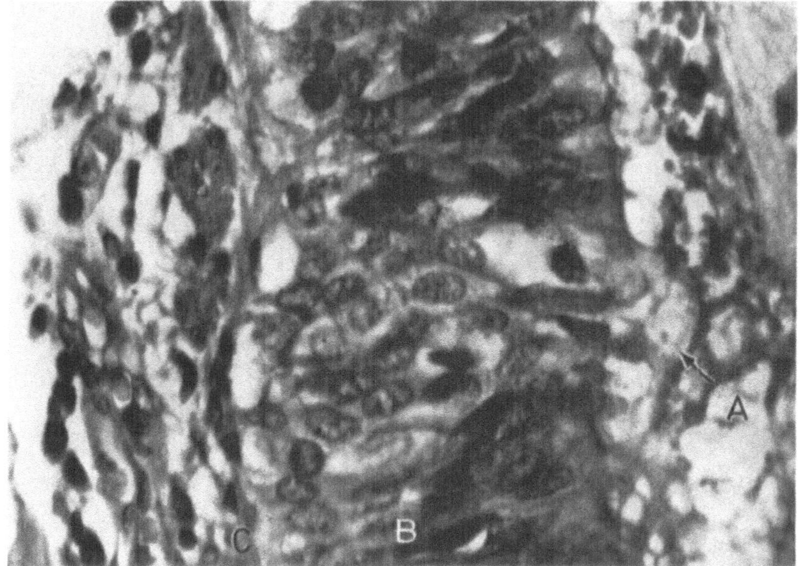

Fig. 6. Goblet-cell metaplasia of bronchiolar epithelia with mucous secretion (400 X, H.E.). A: mucus mass; B: goblet cell metaplastic bronchiolar epithelia; C: basement membrane

Table 3. Cause of Death in Patients Treated with Tracheal Lavage

No.	Age	Sex	Disease	Cause of Resp. Complication	Lavage	Secondary Complications	(Survival time-days)
1	5 days	♀	Congenital esophageal atresia with T.E.F.	aspiration of vomitus	delayed	aspiration pneumonitis, leakage of anastomosis	(27)
2	2 days	♀	intestinal obstruction	aspiration of vomitus	delayed	aspiration pneumonitis	(5)
3	4 days	♂	Congenital esophageal atresia with T.E.F.	obstruction with mucus, extrapleural abscess	delayed	cardiac arrest, anuria, (poss. septicemia)	(5)
4	$5^1/_3$ months	♂	VSD	obstruction with mucus	delayed	cardiac arrest, myocardial depression	(4)
5	$1^2/_3$ months	♂	VSD	obstruction with mucus	delayed	central depression	(14)
6	5 days	♂	Congenital esophageal atresia with T.E.F.	atelectasis	immediate (rupture of alveoli)	pneumopyothorax, leakage of anastomosis	(6)
7	$2^2/_3$ months	♀	Congenital esophageal atresia with T.E.F.	obstruction with mucus	immediate	ventilation impossible	(9 hrs)

serious conditions in cases 3, 4 and 5. In case 3 of congenital esophageal atresia, associated metabolic acidosis possibly due to infection became fatal, though hypercapnia improved after lavage. In cases 4 and 5 where ventricular septal defect was present, aggravation of hypoxia and hypercapnia by lavage caused critical myocardial and central depression. In case 6 of congenital esophageal atresia, accidental rupture of alveoli developed pneumopyothorax and leakage of anastomosis. Immediate surgery might have saved this case. Case 7 was simply exceptional and lavage and artificial ventilation were completely ineffective. This infant had congenital esophageal atresia with tracheo-esophageal fistula, and respiratory distress had appeared on the fifth day after the first-stage operation. She underwent the second-stage operation and after this, preexisting respiratory distress became worse until absolutely no effective ventilation was obtained by any means. Post-mortem histological examination revealed the picture of asthmoid broncho-bronchiolitis with marked goblet-cell metaplasia of bronchial epithelia resulting from persistent chemical stimuli of saliva due to an undectected upper fistula, extending into the peripheral bronchial trees as shown in Figure 6. In consequence, tenacious mucus plugs were completely occluding the lower airway and impairing ventilation.

Discussion

Postoperative mortality in infants with respiratory complications, particularly in the newborns and young infants is still high. Recently, highly efficient apparatus such as ventilators, humidifiers, nebulizers and monitors has been developed as aids to postoperative respiratory care. However, in certain conditions such as tracheobronchial obstruction and/or atelectasis, especially when modern devices are not available, simple tracheal lavage by the anesthetist is still valuable and could be decisive [2, 3, 4].

The use and technique of tracheal lavage for young infants introduced by Dr. Kathleen Belton, is basically similar to those reported in adults and children [2, 3], though a large amount of saline was instilled into the tracheobronchial lumen [2]. Lavage itself is intended to dislodge the mucus plug or other obstruction and drain it towards the upper airway [3]. Consequently, postural drainage is an important part in lavage and it can be easily managed in small infants by turing over them to any desired position. It is easier to introduce a catheter into the right main bronchus [5, 6], though postural drainage is always helpful to clear either side of the lung. The active cough reflex induced by rapidly injected saline is also important, since this serves not only to remove the obstruction but also to estimate the prognosis. During suctioning, dangerous hypoxemia may occur [7], especially in seriously ill infants with respiratory distress. An adequate amount of oxygen should be given before each lavage, particularly in cases previously treated with intravenous atropine to prevent cardiac arrhythmia. After lavage, close attention is still necessary, with frequent postural change and oropharyngeal suction, and the infant must be encouraged to cough and cry. No special medication is required after lavage other than conventional postoperative antibiotic therapy, though 2 mg of intravenous Dexamethasone may occasionally be recommended in cases requiring repeated lavage.

A diagnosis of postoperative respiratory complications must be confirmed by radiographic and serial studies of arterial pH and blood-gas values though these are not always consistent with clinical signs [8]. Clinical signs are the most important in assessment of the necessity for tracheal lavage in young infants, and those such as increased respiratory effort with marked retraction, decrease or disappearance of audible respiratory sounds, restless or irritable appearance and distension of the stomach are more reliable diagnostic indicators than radiographic or biochemical findings. Moreover, serial arterial sampling is not always available in emergencies of this kind. In small and critically ill infants, digital capillary sampling is preferable [9, 10]. It should be remembered that hypercapnia is not an early but a late sign of respiratory complications in infants with either normal or abnormal lung [11, 12], and may rapidly develop into an uncompensated or a deleterious combined acidosis within a few hours, leading to respiratory as well as cardiovascular and renal failure.

When tracheal lavage is indicated, the earlier it is performed the better the result. Delayed lavage may result in a fatal deterioration of the serious condition as it induces transient disturbance of pulmonary gas exchange and exhaustion.

Excellent results are always obtained in postoperative atelectasis, especially in congenital esophageal atresia, though lavage is not recommended for atelectasis due to pulmonary displacement or in the presence of patent fistula [4]. The results in aspiration, are discouraging, since aspiration of vomitus is apt to occur in depressed, ill infants abruptly in the ward and immediate lavage is not always availabe. Although it prolongs their survival over that of earlier cases treated by suctioning only [2], the prognosis is poor and the cause of death is aspiration pneumonitis.

In some cardiovascular diseases associated with pulmonary arterial hypertension, controlled mechanical ventilation is required immediately after surgery [13]. In our experience, in ventricular septal defect and/or patent ductus arteriosus with marked pulmonary hypertension, tracheal lavage may be the treatment of choice immediately after surgery, rather than an aid to mechanical ventilation. Autopsy studies following sudden death from postoperative respiratory failure revealed frequently no particular findings except tracheobronchial occlusion with thick tenacious mucus. This suggests that early lavage could have saved such cases. In cases of respiratory distres with bronchiolitis, immediate lavage is not indicated. These should be treated by means of mechanical ventilation [12] using an efficient volume-controlled ventilator and humidifier.

Skill and aseptic technique prevent any complications of lavage such as cardiac arrest, laryngeal or subglottic edema, infection, rupture of alveoli and so forth. In case of accidental rupture of alveoli, immediate surgical drainage is the only life-saving method.

Summary

Twenty cases of postoperative respiratory emergencies, such as tracheobronchial obstruction and/or atelectasis, treated by means of tracheal lavage are presented; the patients were newborns and young infants with congenital esophageal atresia, ventricular septal defect and other conditions. Although a high degree of technical skill is essential, the effectiveness of tracheal lavage and its significance in postoperative care are emphasized.

References

1. Nagashima, K.: Postoperative pulmonary complications in neonatal surgery. Jap. J. pediat. Surg. Med. **1**, 57 (1969).
2. Simenstad, J. O., Galway, C. F., MacLean, L. D.: The treatment of aspiration and atelectasis by tracheobronchial lavage. Surg. Gynec. Obstet. **115**, 721 (1962).
3. Harbord, R. P., Bosomworth, P. P.: Therapy for atelectasis: chest physical and inhalation therapy combined with postural drainage and tracheobronchial suction – a preliminary study. Anesth. Analg. Curr. Res. **45**, 684 (1966).
4. Satoyoshi, M., Gocho, Y., Sato, M.: Postoperative respiratory complications in congenital oesophageal atresia with tracheo-oesophageal fistula. Proceedings of the Third Asian Australasian Congress of Anaesthesiology, 317 (1970).
5. Bush, G. H.: Tracheo-bronchial suction in infants and children. Brit. J. Anaesth. **35**, 322 (1963).
6. Kuhns, L. R., Poznanski, A. K.: Endotracheal tube position in the infant. J. pediat. Surg. **78**, 991 (1971).
7. Boutros, A. R.: Arterial blood oxygenation during and after endotracheal suctioning in the apneic patient. Anesthesiology **32**, 114 (1970).
8. Hamilton, W. K., McDonald, J. S., Fischer, H. W., Bethards, R.: Postoperative respiratory complications, a comparison of arterial gas tensions, radiographs and physical exanimations. Anesthesiology **25**, 607 (1964).
9. Corbet, A. J. S., Bunnard, E. D.: Oxygen tension measurements on digital blood in newborn. Pediatrics **46**, 780 (1970).
10. Satoyoshi, M.: unpublished data.
11. Graff, T. D., Sewall, K., Lim, H. S., Kantt, O., Morris, R. E., Jr., Benson, D. W.: The Ventilatory response of infants to airway resistance. Anesthesiology **27**, 168 (1966).
12. Downes, J. J., Wood, D. W., Striker, T. W., Haddad, C.: Acute respiratory failure in infants with bronchiolitis. Anesthesiology **29**, 426 (1968).
13. Downes, J. J., Nicodemus, H. F., Pierce, W. S., Waldhausen, J. A.: Acute respiratory failure in infants following cardiovascular surgery. J. thorac. cardiovasc. Surg. **59**, 21 (1970).

Diagnostische Möglichkeiten bei der Beurteilung vitaler Funktionen des Kindes

Von **P. Emmrich** und **M. Halmágyi**

Der von H. Baur geprägte Begriff der akuten Elementargefährdung, d. h. also der Gefährdung einer oder mehrer für das Überleben notwendiger Funktionen, hat auch in der Pädiatrie seine Gültigkeit. Baur erkannte jedoch recht bald, daß man dem Begriff der akuten Elementargefährdung nur durch neue Betrachtungsweisen näher kommen könne. Nach Baur und Ahnefeld ist es also kaum sinnvoll, auch oder gerade in Notsituationen aufgrund einer ermittelten Diagnose und der Kenntnis des Krankheitsverlaufes eine kausale Therapie beginnen zu wollen, ohne Berücksichtigung der durch die Krankheit selbst ausgelösten Zweiterkrankung. Erst die Diagnostik und Therapie dieser u. U. krankheitsdominanten Zweiterkrankung ermöglichen es, Patienten zu retten, die bei alleiniger Behandlung der Grundkrankheit sterben würden (Tab. 1). Das thanatogenetische Prinzip der Diagnose verlangt die Aufklärung potentieller Todesursachen, die in den relevanten Größen der vitalen Funktionen zu suchen sind (Halmágyi).

Tabelle 1. Stellung der Thanatogenese und Pathogenese im Rahmen der Intensivmedizin (nach Ahnefeld und Halmágyi)

Thanatogenese
- = Entstehung des Todes durch Störungen von lebenswichtigen Funktionssystemen
- = Leistungsbehinderung aller Organe

Pathogenese
- = Entstehung einer Krankheit durch Störungen von Organfunktionen
- = Leistungsunfähigkeit einzelner Organe.

Erst die Diagnostik, oder besser gesagt eine thanatogenetische Analyse, versetzt uns schließlich in die Lage, eine multilaterale Therapie durchzuführen, ohne eine Polypragmasie zu betreiben.

Die Diagnostik vitaler Funktionen zielt somit immer auf eine Frage: können durch unsere diagnostischen Maßnahmen sich anbahnende Störungen noch vor Auftreten einer Hypoxie aufgedeckt und damit einer wirksamen Behandlung zugänglich gemacht werden? Eine der Hauptschwierigkeiten bei der Beurteilung der so gewonnenen Parameter ist die Tatsache, daß oftmals die Patienten erst dann in die Intensivbehandlungseinheit, wo alle diagnostischen Möglichkeiten vorhanden sind, verlegt werden, wenn die durch vorausgegangene rezidivierende Hypoxien bedingten Schäden bereits ausgeprägt sind. Die Pädiatrie hat früh erkannt, daß die Funktionskreise Atmung, Kreislauf und Wasser-Elektrolythaushalt untrennbar miteinander verbunden sind, wie u. a. auch aus den Arbeiten von KEUTH über die Pathogenese des Atemnotsyndroms eindrucksvoll hervorgeht. Die ausgefeilteren diagnostischen Methoden sind jedoch aus vielerlei Gründen speziell bei Neugeborenen teilweise noch nicht anwendbar, so daß wir in der Neugeborenenphase oftmals nur die sekundären Auswirkungen bereits intrauterin vorliegender Störungen diagnostizieren können. Durch neuere Untersuchungsmethoden wie Ultraschalldiagnostik, Kardiotocographie, Blutuntersuchungen am vorangehenden Teil des Kindes, Fruchtwasser-

Tabelle 2. Apgar-Schema zur Klassifizierung des Neugeborenenzustandes

Zeichen	0	1	2	Punktwertung
Herzschlagfrequenz	fehlt	langsam, unter 100	über 100	
Atmung	fehlt	langsam, unregelmäßig	gut, Kind schreit	
Muskeltonus	schlaff	abgeschwächt gebeugte Extremitäten	Kräftige Bewegungen	
Reflexe	fehlen	Wimmern	Protestgeschrei	
Farbe	blau-blaß	Körper rosig Extremitäten blau	überall rosig	

spektrographie u. a., auf die hier nicht näher eingegangen werden kann, ist es jedoch heute möglich, zumindest teilweise die vitalen Funktionen und deren Störungen beim noch ungeborenen Kinde zu beurteilen und daraus möglicherweise prophylaktisch-therapeutische Maßnahmen abzuleiten.

Schon beim Neugeborenen ist durch Registrierung einfacher Parameter eine Diagnostik von Störungen vitaler Funktionskreise möglich. So bietet einmal das Apgar-Schema mit Registrierung von Herzschlagfrequenz, Atmung, Muskeltonus, Reflexen und der Hautfarbe einen sehr guten Anhalt dafür, ob ein Kind ungestört ist oder nicht (Tab. 2). Die Wiederholung des Apgar-Status nach 5 min läßt bereits erkennen, ob bei primär deprimierten Kindern eine Erholungstendenz nach den Sofortmaßnahmen bestehen bleibt oder ob weitere intensiv-therapeutische Maßnahmen notwendig sind;

ja es besteht sogar nach KEUTH eine sehr gute Übereinstimmung zwischen Prognose und Apgar-Wert: Je höher der Ausgangs-Apgar-Wert, desto besser sind die Überlebenschancen des Kindes. Ähnliches leistet das Salingsche Schema, das außer der Hautfarbe, dem Tonus und der Atmung noch den Füllungszustand der Nabelschnur berücksichtigt. Ist bereits bei gestörten Neugeborenen ein RDS eingetreten, so läßt sich der Schweregrad – rein aus dem klinischen Zustand – gut mit dem Silverman-Schema beurteilen (Abb. 1). Auch das Miller- und das Klaus-Schema versuchen mit Hilfe verschiedener Parameter eine Diagnostik bestimmter vitaler Funktionssysteme zu ermöglichen, um daraus wieder Rückschlüsse auf den Krankheitsausgang oder die notwendigen therapeutischen Maßnahmen zu ziehen (Tab. 3. u. 4).

	Oberer Thorax	Unterer Thorax	Xiphoid-einziehungen	Nasenöffnung erweitert	Exspir. Brummen
Grad 0	Gleichlaufend	Keine Einziehungen	Keine.	Nicht	Kein.
Grad 1	Verzögerung im Inspirium	Eben sichtbar	Eben sichtbar	Geringfügig	Nur mit Stethoskop zu hören
Grad 2	"See-Saw" *	Deutlich	Deutlich	Deutlich	Mit dem Ohr zu hören

* Sinken des oberen Thorax mit Heben des Abdomens

Abb. 1. Silverman-Schema zur Beurteilung des Dyspnoe bei dem sog. Atemnotsyndrom

Tabelle 3. Miller-Schema zur Beurteilung der Atemfrequenz in den ersten Lebenstagen

Neugeborene werden in 4 Gruppen eingeteilt (nach Atemfrequenz)

Gruppe 1	Frequenzmittel 40/min, unverändert
Gruppe 2a	Frequenz 60/min, fällt auf 40/min in 6 Std
Gruppe 2b	Frequenz 60/min, fällt auf 40/min in einigen Tagen
Gruppe 3	Frequenz 40/min, steigt auf 60/min in 36 Std

Günstige Prognose für Gruppe 1, ungünstige Prognose für Gruppe 3.

Tabelle 4. Indikationen zur endotrachealen Intubation und assistierten Beatmung (nach KLAUS und Mitarb.)

1. Klinische Indikationen
   a) Apnoe, die nicht durch eine Wiederbelebung behoben werden kann
   b) 2 oder mehr Apnoe-Anfälle, die länger als 30 sec dauern und innerhalb von 30 min auftreten
2. PaO_2, pH and $PaCO_2$ im arteriellen Blut unter 100 % O_2-Atmung (Dauer 10 min)

Wertung	0	1	2	3
PaO_2	70	50–70	40–49	40
pH	7,31	7,20–7,30	7,00–7,19	7,00
$PaCO_2$	60	60–70	71–80	80

Zur Diagnostik von Atemstörungen stehen uns auch bei sehr kleinen Kindern folgende Untersuchungsgrößen zur Verfügung: Atemfrequenz, Atemvolumen, Atemminutenvolumen, Gesamtcompliance, O_2- und CO_2-Partialdruck, pH und Standardbicarbonat im arteriellen Blut, endexspiratorische CO_2-Konzentration, Berechnung der Totraumventilation, Perkussion und Auskultation. Die Bestimmung der Vitalkapazität, forcierten Vitalkapazität, maximalen exspiratorischen Atemstoßstärke, maximalen inspiratorischen Atemstoßstärke erfordern eine gewisse Mitarbeit des Patienten und sind bei Neugeborenen und Säuglingen praktisch nicht zu bestimmen. Zur Diagnostik dieser Parameter sind folgende Geräte geeignet, die auch unmittelbar am Krankenbett eingesetzt werden können:

1. Pneumotachygraph (modifizierter Pneu.-Kopf)
2. Volumeter des Kleinkinderbeatmungskopfes der Dräger-Werke
3. Wright-Spirometer
4. Wright-Peak-Flowmeter
5. Supersyringe nach Janney
6. Uras M (mit Miniventil und Fraktionsverfahren)
7. Douglas-Sack
8. Röntgengerät
9. Bronchoskop
10. Arterielle und venöse Katheter zur gezielten Blutabnahme
11. Rückatmungsbeutel zur Messung des gemischt-venösen CO_2-Druckes.

Zur Diagnostik der Atemstörungen, die sich u. a. auch in einer Frequenzzunahme oder -abnahme zeigen, sind heute folgende Methoden und Geräte geeignet: (Tab. 5).

Tabelle 5. Überwachungsgeräte der Atemfunktion am Krankenbett (nach Palm, Brödner und Heller)

Diagnostik der Atemfunktion am Krankenbett

I. Überwachung bei Spontanatmung („offenes System").
   a) direkt atemgesteuert
      Thermistor (Lipton, 1957, Lange, 1969 u.a.)
      Strömungsmeßkammer (Brödner, Heller u. Palm, 1968)
   b) indirekt, d. h. thoraxgesteuert
      mechanisch durch Nylonfaden (Koller u. Gamp, 1966)
      Dehnungsmeßstreifen (Wick, 1967, u. a.)
      induktiv (Fa. Weichert)
      ballistographisch (Lewin, 1970)
      Impedancemessung, d. h. rheographisches Prinzip (Fa. Air-Shields, Siemens, Beckmann)

II. Überwachung bei endotrachealer Dauerbeatmung („geschlossenes System")
   z. B. Druckkammerprinzip (Bucher-Monitor u. a.)

Wie aus dieser Tabelle ersichtlich, werden viele Methoden und Geräte zur Diagnostik der Atemfunktion angeboten. Sie sind, wenn man sich auf eigene Erfahrungen und Mitteilungen aus der Literatur beruft, durchweg mit gutem Erfolg einzusetzen, wenn man die Fehler der einzelnen Methoden und Geräte kennt.

Selbstverständlich sollte es sein, daß solche Geräte einen Ausgang für ein Alarmsignal und Anschlußmöglichkeiten zum Oszilloskop, Direktschreiber oder Bandschreiber besitzen. Sind diese Minimalforderungen erfüllt, so lassen sich diese Geräte auch bei sehr kleinen Frühgeborenen gut einsetzen.

Folgende Anforderungen sind an diese Geräte zu stellen:

1. Die pflegerischen und therapeutischen Maßnahmen am Kind dürfen nicht behindert werden.

2. Jeder Atemstillstand muß erfaßt werden; falsch negative Alarme dürfen nicht vorkommen, genau so wenig wie falsch positive Alarme.

3. Das Gerät muß jeden Atemzug anzeigen, damit die Registrierempfindlichkeit exakt eingestellt werden kann.

4. Außerdem soll das Gerät nach v. Loevenich einen Atemfrequenzmittelwert über mindestens 30 sec anzeigen.

Zur Diagnostik des arteriovenösen Shunt, der beispielsweise bei Frühgeborenen oder bei Kindern mit einem Atemnotsyndrom eine große Bedeutung besitzt, stehen folgende Methoden zur Verfügung:

1. O_2-Partialdruck im arteriellen Blut unter 100% O_2-Atmung.

2. Bestimmung des Herzzeitvolumens, der Sauerstoffkonzentration im gemischtvenösen und arteriellen Blut.

Formel:

$$\frac{Q_S}{Q} = \frac{CO_2c - CO_2A}{CO_2c - CO_2V}$$

Q_S = Shuntvolumen,
Q = Herzzeitvolumen,
C = Konzentration.

$$Q_S/Q \times 100 = \text{Shuntvolumen in \% des HZV.}$$

Zur Diagnose von ventilatorischen oder zirkulatorischen Verteilungsstörungen sind folgende Parameter geeignet:

O_2- und CO_2-Partialdrucke im arteriellen Blut, Verlauf der CO_2-Konzentrationskurve gemessen in der Exspirationsluft, sowie die Berechnung des physiologischen Totraumes.

Formel:

$$V_D = \frac{C\,CO_2A - C\,CO_2E}{C\,CO_2A} X V_E \qquad \text{(Bohrsche Formel).}$$

Zu beachten ist, daß bei großen anatomischen Kurzschlüssen Fehler auftreten können, da dann der PCO_2 in der Alveolarluft nicht mehr dem arteriellen PCO_2 entspricht.

Störungen des Sauerstoff-Transportes im Blut können sich durch folgende Funktionsstörungen manifestieren:

1. Störungen der Gewebeperfusion
2. Störungen der normalen Sauerstoffkapazität und
3. Störungen der normalen Sauerstoffaffinität.

Nachstehende Untersuchungsgrößen können uns bei der Diagnostik von Störungen der Gewebeperfusion behilflich sein:

RR, Puls, ZDV, Blutvolumen, HK, Herzzeitvolumen, EKG, O_2-Partialdruck im arteriellen Blut, O_2-Partialdruck im gemischtvenösen Blut, Stundenurin, Durchblutung der Haut und der Schleimhäute.

Störungen der normalen Sauerstoffkapazität und der Affinität können durch die Bestimmung des Hb, O_2-Partialdruckes im arteriellen Blut, O_2-Partialdruck im gemischtvenösen Blut sowie mit der Aussagemöglichkeit der Temperatur erfaßt werden.

Einige diagnostische Möglichkeiten zur Beurteilung einer möglichen Hypoxidose der Gewebe sind unter anderem der Bewußtseinszustand, ein exakter neurologischer Status, EEG sowie das Lactat-Pyruvat-Verhältnis oder besser ausgedrückt das sog. Excess-Lactat (XL).

Folgende Geräte sind für Diagnose und Überwachung erforderlich:

1. Stethoskope

2. RR-Geräte zur unblutigen Blutdruckmessung; Formel für die richtige Manschettenbreite im Kindesalter; Oberarmumfang $\times$ 0,6–1,25 = Manschettenbreite

3. EKG-Geräte verschiedener Ausführung
4. Phonokardiograph
5. HZV-Meßgeräte (Farbstoffverdünnung oder Thermodilution mit Digitalanzeige)
6. Venotonometer nach Pfrimmer
7. Thoraxschublehre nach Burri
8. Kardioskope, ∅ mindestens 13 cm
9. Atemfrequenzmeßgeräte
10. Pulsfrequenzmeßgeräte (zentral oder peripher)
11. Temperatur (2 Möglichkeiten rectal + peripher [Zehe])
12. Einschwemmkatheter nach Grandjean
13. Alarmsysteme (akustisch + optisch)
14. EEG-Geräte (fahrbar), Ophthalmoskope

Zur Kontrolle der verschiedensten, für die Beurteilung vitaler Funktionen wichtigen Meßgrößen ist heute eine moderne Laboreinrichtung unbedingt notwendig. Folgende Geräte sollten heute auch zur Notfallausstattung gehören:

1. Blutgasanalysegeräte (Astrup oder Gasscheck)
2. Oxymeter
3. Flammenphotometer
4. Chloridmeter
5. Osmometer (halbelektronisch oder mit Digitalanzeige)
6. Photometer
7. Ery-, Leuko- und Thrombocytenzählgeräte
8. Mikroskope
9. Hämatokritmeßgeräte (HZ-Zentrifuge oder elektronisch)
10. Blutvolumenmeßgeräte (Volemetron o. a.)
11. TEG sowie Möglichkeit zur Bestimmung der Einzelfaktoren
12. Zusatzeinrichtung für weitere differenzierte Untersuchungen.

Welche Folgerungen für unsere tägliche Arbeit lassen sich aus dieser kurzen Übersicht zur Beurteilung der Möglichkeiten für die Diagnostik vitaler Funktionen im Kindesalter ziehen? Sicher wäre es wünschenswert, möglichst viele dieser Methoden bei der Diagnostik vitaler Funktionen auch im Kindesalter einzusetzen! Aus Kostengründen, Personalmangel und weil ein Teil der Methoden noch nicht endgültig für das Kindesalter adaptiert und bedsidereif ist, wird man sich in der Praxis nur für einen Teil der notwendigen Untersuchungsgrößen entscheiden können. Andererseits ist jedoch gerade in der Pädiatrie aufgrund der viel geringeren therapeutischen Breite gegenüber dem Erwachsenen eine Diagnostik vitaler Funktionen mit einzelnen Meßgrößen nicht sicher zu erhalten. Erst bei Beachtung des Ineinanderverflochtenseins der verschiedenen Regelgrößen und

Regelkreise wird es möglich sein, exakte Aussagen über vitale Funktionskreise treffen zu können, um hieraus wieder notwendige therapeutische Schlüsse zu ziehen.

Unser Anliegen ist es, nochmals eindringlich auf das Ineinanderverflochtensein der Atmung, des Kreislaufes, des Wasser-Elektrolythaushaltes und des Säure-Basenhaushaltes hinzuweisen. So hat es beispielsweise bei einer diagnostizierten Acidose oder Alkalose keinen Sinn, nur eine pH-Kosmetik zu betreiben ohne gleichzeitig etwaige Störungen des Kreislaufes, der Atmung und des Wasser-Elektrolythaushaltes zu erkennen und zu behandeln.

Literatur

Ahnefeld, F. W., Kilian, J.: Wiederbelebungsmaßnahmen und Transportprobleme bei Notfallsituationen in der Praxis. Der Internist **11**, 41–46 (1970).

Halmágyi, M.: Allgemeine Praxis der Intensivbehandlung. In: Frey, R., Hügin, W., Mayrhofer, O. (Hrsg.): Lehrbuch der Anaesthesiologie und Wiederbelebung. Unter Mitarb. v. Benzer, H., 2. Auflage, S. 884. Berlin-Heidelberg-New York: Springer 1971.

— Frey, R., Israng, H.: Intensivtherapie der akuten respiratorischen Insuffizienz. Der Internist **10**, 209–216 (1969).

Henneberg, U.: Kontrolle der Ventilation in der Neugeborenen- und Säuglingsanaesthesie. Anaesthesiologie und Wiederbelebung **29** (1968).

Keuth, U.: Das Membransyndrom des Früh- und Neugeborenen. Berlin-Heidelberg-New York: Springer 1965.

v. Loewenich, V.: Apparative Patientenüberwachung in der Pädiatrie. Mschr. Kinderheilk. **119**, 474–490 (1971).

Palm, D. G., Brödner, H., Heller, K.: Probleme der apparativen Atemüberwachung bei Früh- und Neugeborenen. Päd. Intensivpflege; Ber. über das 1. Symposion, Mainz 17. und 18. 4. 1970. Beih. Arch. Kinderheilk. **63**, 2–11 (1971).

Schettler, D., Podlesch, I.: Methoden der Atemvolumenbestimmung bei Säuglingen. Z. prakt. Anäst. Wiederbeleb. **4**, 294–303 (1971).

Wawersik, I.: Ventilation und Atemmechanik bei Säuglingen und Kleinkindern unter Narkosebedingungen. Anaesthesiologie und Wiederbelebung **24** (1967).

Die Wiederbelebung des Neugeborenen

Von **P. Milewski** und **H. Reineke**

Die Maßnahmen zur primären Reanimation des Neugeborenen sind im wesentlichen auf eine Behebung der respiratorischen und metabolischen Entgleisungen hin ausgerichtet: In der Regel treten beide Störungen beim asphyktischen Neugeborenen gemeinsam auf, wobei eine Form oft die andere hervorruft und sich beide dann zu einem Circulus vitiosus ausweiten, der die äußerst geringen Kompensationsmöglichkeiten des Neugeborenen rasch erschöpft.

Die Zustandsbeurteilung post partum erfolgt nach 1, 5 und 10 min anhand des Apgar-Schemas nach den Kriterien Herzfrequenz, Atmung, Muskeltonus, Reflexe und Hautfarbe. Neugeborene mit Apgar-Werten von 8–10 gelten als lebensfrisch, zwischen 4–7 als mittelschwer und solche von 0–3 als schwer deprimiert. Nach 10 min sollten auch Kinder mit initialen Werten unter 4 lebensfrisch sein, sonst ist die Prognose wesentlich ungünstiger zu beurteilen. Alle im Rahmen der Erstversorgung notwendig werdenden Eingriffe in den pathophysiologischen Ablauf der Neugeborenenasphyxie setzen voraus, daß die erforderlichen Hilfsmittel ständig einsatzbereit am Ort der Geburt (sei es nun im Operations- oder Kreißsaal) verfügbar sind. Unsere Abteilung hat aus diesem Grunde zusammen mit der Firma Dräger eine fahrbare Reanimationseinheit entwickelt, die weitgehend diesen Anforderungen entspricht.

Was ist nun im einzelnen zu tun?

1. Freimachen der Atemwege

Schon während der Abnabelung sollte der Geburtshelfer mit einem nicht zu dünnen Katheter den Mund- und Rachenraum absaugen; insbesondere bei Entbindungen durch Kaiserschnitt empfiehlt sich ein erstes Absaugen durch einen der Operateure. Falls die weitere Versorgung nicht direkt im Operationssaal möglich ist, soll das Neugeborene horizontal auf dem Bauche liegend getragen werden, um einer Aspiration vorzubeugen. Alle nun folgenden Maßnahmen müssen unter einem Wärmestrahler durchgeführt werden, um einen Wärmeverlust mit notwendigerweise gesteigertem O_2- und Kalorienbedarf zu vermeiden. Das Neugeborene wird wegen seiner relativen Kopfgröße mit unterstütztem Oberkörper gelagert, am besten bedient man sich hierzu einer vorgefertigten Kopfschale. Zunächst werden nun Mund und Rachen nochmals gründlich abgesaugt und dann erst folgen Nase und Epipharynx, denn die Manipulation in diesem Bereich stellt einen kräftigen Reiz dar und löst oft den ersten Atemzug aus, der bei nicht zuvor abgesaugtem unteren Rachenraum die Gefahr der Aspiration mit sich bringt. Bei schonender Absaugtechnik sind die gelegentlich angeführten vagalen Reflexe (CORDERO) und etwaige Schleimhautverletzungen (MATEJCEK) gegenüber den Vorteilen eines freien Nasen-Rachenraumes zu vernachlässigen, zumal sich in jedem Falle eine Sondierung und Absaugung von Ösophagus und Magen anschließen sollte. Abgesehen von der frühzeitigen Atresiediagnose bietet dieses Vorgehen in erster Linie eine Prophylaxe gegen Fruchtwasserregurgitation während der weiteren Reanimationsmaßnahmen. Meist genügt der Absaugreiz, um die Spontanatmung in Gang zu bringen. Falls das nicht der Fall ist, sollten Versuche, durch mechanische oder physikalische Reize die Atmung zu stimulieren, wie auch das Hochheben an den Füßen, wegen der Begünstigung cerebraler Blutungen unbedingt gemieden werden. Ebenso verbieten sich Analeptica, da sie den Sauerstoffverbrauch des Gehirns steigern. Die einzige richtige Therapie ist in solchen Fällen die Beatmung.

2. Beatmung

Bei überstrecktem Kopf ohne den Unterkiefer mit der beim Neugeborenen relativ großen Zunge vorzuziehen, beatmen wir zunächst mit dem Baby-Ambu-Beutel über eine Maske mit minimalem Totraum (RENDELL-BAKER, AMBU), wobei wir ein O_2-Luftgemisch zuführen. Wir sind dabei, mit der Herstellerfirma ein Einlaßventil zu entwickeln, das durch einfaches Drehen bei einem O_2-Zufluß von 1,5 l/min die Einstellung eines wählbaren definierten O_2-Anteils im Atemgas ermöglicht. Reiner Sauerstoff sollte nicht verwendet werden, da er beim Übergang auf Spontanatmung durch rasches Wegdiffundieren aus der Alveole in noch hypoventilierten Bezirken Atelektasen verursachen kann. Ein gewisser Stickstoffanteil ist also wichtig zum Aufbau einer funktionellen Residualkapazität.

Welche Beatmungsdrucke sollen zur Anwendung kommen? Nach BRETSCHER entstehen beim ersten Spontanatemzug Unterdrucke von —40 bis —70 cm H_2O, bei der Exspiration wurden +30 bis +40 cm H_2O gemessen. Diese Druckspitzen werden allerdings nur für $^1/_{10}$–$^1/_{20}$ sec erreicht (BECK) und lassen sich natürlich bei Beatmung nicht nachvollziehen. Aus diesem Grunde läßt man zur Entfaltung der Lungen einen niedrigeren Druck über längere Zeit einwirken. Meist werden Drucke zwischen 30 und 35 cm H_2O als ausreichend erachtet und von der Lunge toleriert (BECK, BENZER, BRUNNER). Bei Drucken über 50 cm H_2O sind Rupturen und vor allem die Ausbildung von interstitiellen Emphysemen (REGELE,

Semm, Avery) möglich. Die Beatmung vollzieht sich in zwei Phasen, wobei wir den Vorschlägen Semms folgend zunächst mit einer Entfaltungsinsufflation beginnen und einen Druck von 30–35 cm H_2O für etwa 10 sec aufrechterhalten, damit er sich nicht in den präterminalen Luftwegen aufbraucht, sondern die Lungenperipherie erreicht und auf diese Weise den Raum für die weitere Ventilation schafft. Die anschließende Beatmung erfolgt mit einer Frequenz von 40 pro min und Drucken von 10–20 cm H_2O; dabei wird, falls noch erforderlich, im Abstand von $^1/_2$ min die Entfaltungsinsufflation wiederholt. Man achte auf eine etwaige Magenüberblähung und versuche nicht mit Gewalt, eindrucksvolle Thoraxexkursionen zu erzielen, die gar nicht erforderlich sind, denn der Säugling ist aufgrund seiner Brustkorbanatomie vorwiegend ein Bauchatmer. Die Kontrolle des Beatmungseffektes erfolgt am sichersten auskultatorisch und durch Beobachten der Hautfarbe. Wenn sich die Maskenbeatmung schwierig gestaltet, keine ausreichende Ventilation erzielt werden kann, die Spontanatmung nicht rasch in Gang kommt oder die Bronchien nicht sekretfrei sind, soll man es bei einem kurzen Maskenversuch belassen und rasch intubieren, endotracheal absaugen und beatmen. Bei Apgar-Werten unter 4 und Verdacht auf Aspiration, wie er besonders häufig nach Kaiserschnitten gegeben ist, wird immer sofort intubiert. Auch nach vorangehendem endotrachealen Absaugen muß wegen der als Sogfolge möglichen Ausbildung von Atelektasen intubiert und beatmet werden.

Bei der Auswahl der Tuben beschränken wir uns bewußt auf wenige Typen: Kuhn-, Rüschelit- oder Portex-Tuben mit einem Innendurchmesser von 2,5–3 mm je nach Größe des Kindes. Nach der Intubation beginnt die Beatmung in gleicher Weise, wie bei der Maskenbeatmung geschildert, mit einer Entfaltungsinsufflation und anschließender IPP-Ventilation.

Aufgrund der beim Säugling gleichen Abgangswinkel der Hauptbronchen sind einseitige Intubationen sowohl rechts wie auch links möglich, was sich jedoch durch die während der gesamten Reanimation obligate Überwachung mit dem Stethoskop mühelos erkennen und beheben läßt.

Die Dauer der initialen Beatmung richtet sich weitgehend nach dem klinischen Aspekt, d. h. bis zum Erreichen einer ausreichenden Spontanatmung und eines guten Apgar-Wertes.

Wir möchten nun nochmals auf ein, wie wir glauben, ganz wesentliches Problem hinsichtlich der Beatmung Neugeborener zurückkommen, nämlich auf die Frage nach der optimalen Beatmungsform. Namhafte Perinatologen sehen in der Wechseldruckbeatmung die günstigste Form der Ventilation und folglich sind viele empfohlene Beatmungsgeräte für Neugeborene dementsprechend ausgerichtet. So verstehen Saling, Beck, Semm u. a. die negative Druckphase unter dem Aspekt der Ausatemhilfe und der pulmonalen Durchblutungsverbesserung. Nun ist ja der wesentliche Anstoß zur Perfusion der Neugeborenenlunge ihre möglichst vollständige Entfaltung und Beatmung. Damit wird die Beseitigung der die Lungenperfusion beeinträchtigenden Faktoren Hypoxie, Hyperkapnie und Acidose eingeleitet.

Wir haben an wenige Tage alten narkotisierten und relaxierten Ferkeln bei geschlossenem Thorax den Einfluß der Wechseldruckbeatmung (+10/ —5 cm H_2O) auf die Compliance mit den entsprechenden Auswirkungen einer IPP-Beatmung mit endexspiratorischen Drucken von 0 und +5 cm H_2O verglichen. Dabei kam es schon im Verlauf der ersten Stunde zu einer signifikant stärkeren Abnahme der Compliance unter der Wechseldruckbeatmung. Nach 2 Std begannen wir mit intermittierendem Blähen über einen Ambu-Beutel und konnten eine Verbesserung der Compliance nur bei den mit intermittierend positivem Druck beatmeten Tieren erreichen (Abb. 1).

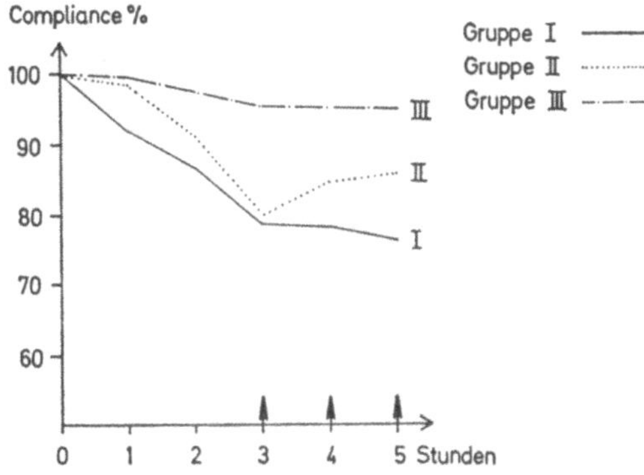

Abb. 1. Veränderungen der Compliance in Prozent der Ausgangswerte unter Beatmung mit einem Bird-Mark 8-Respirator mit in- und exspiratorischen Drukken von +10 und 0 cm H_2O (Gruppe 2), +10 und —5 cm H_2O (Gruppe 1), +15 und +5 cm H_2O (Gruppe 3). Nach 3 Std intermittierendes Blähen über einen Ambu-Beutel (Pfeile)

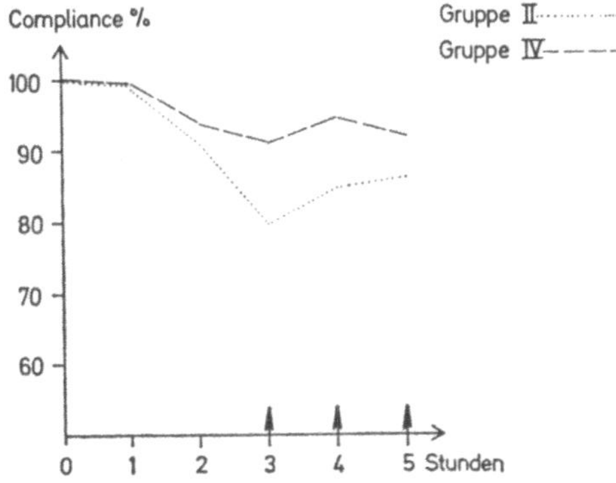

Abb. 2. Einfluß einer Druckplateaubildung bei druckgesteuerter Beatmung auf die Compliance. Vergleich Bird Mark 8 (Gruppe 2) und Heyer Baby-Sekundant (Gruppe 4)

Das bedeutet also, daß wir die unter der negativen Beatmungsphase atelektatisch gewordenen Lungenbezirke nicht mehr eröffnen konnten. Weiterhin fanden wir, daß die Compliance unter Beatmung mit einem Bird Mark 8-Respirator stärker abnimmt, als bei dem Heyer-Respirator „Baby-Sekundant", der in der Lage ist, ein Druckplateau zu erzeugen (Abb. 2).

Wie wir aus diesen Ergebnissen entnehmen können, ist das Ausmaß einer Atelektasenentstehung also ganz wesentlich vom mittleren transpulmonalen Druck abhängig. Ein gutes Beispiel hierfür liefert das RDS-Kind, das durch sein charakteristisches exspiratorisches Stöhnen den transpulmonalen Druck zu erhöhen und so der Atelektasenbildung zu begegnen und den Gasaustausch zu verbessern versucht. Unterdrucke fördern den Kollaps der Alveolen, selbst wenn, wie bei unseren gesunden Ferkeln vorausgesetzt werden kann, genügend oberflächenaktive Substanzen zur Verfügung stehen. Dies erklärt sich nach Benzer dadurch, daß die Surfactant-Moleküle, die ja zunächst bei exspiratorischem Kleinerwerden einer Alveole durch Herabsetzen der Oberflächenspannung ein Kollabieren verhindern, durch längeres Einwirken von niedrigen Drucken und wiederholten starken Kompressionen in die Subphase abgedrängt werden, so daß die Oberflächenspannung wieder ansteigen kann und das Kollabieren der Alveole vorantreibt. Fazit: Wechseldruckbeatmung begünstigt die Ausbildung von Atelektasen, und das muß sich bei asphyktischen Neugeborenen negativ auswirken. Eine Asphyxie (Hypoxie, Hyperkapnie, Acidose) führt ja über eine Perfusionsstörung infolge pulmonaler Vasoconstriction sowieso schon zur Atelektasenentstehung und zur Zunahme der Shunt-Durchblutung in der Lunge. Weiterhin ist nach schwerer intranataler Hypoxie und Acidose immer mit einer Synthesestörung des Surfactant zu rechnen. Die dadurch – und bei unreifen Kindern von vornherein – begrenzten Reserven dürfen keiner zusätzlichen, gewissermaßen iatrogenen Funktionsbehinderung ausgesetzt werden. Wir lehnen aus diesen Gründen eine Wechseldruckbeatmung schon im Rahmen der primären Reanimation ab, sondern verfahren unter Anwendung von IPP-Beatmung in vorher beschriebener Weise.

3. Medikamentöse Behandlung

Die Bekämpfung einer metabolischen Acidose, die sich entweder schleichend über eine schon intrauterin bestehende Sparschaltung oder aber als Folge akuter Hypoxie während des Geburtsvorgangs entwickelt haben kann, ist eine häufig erforderliche Maßnahme, mit der man vor allem einer pulmonalen Vasoconstriction und ihren Folgen gegegnen kann. Dabei muß berücksichtigt werden, daß die metabolische Acidose post partum in jedem Falle noch zunimmt und ihr Maximum durch Aufgehen der spargeschalteten Peripherie in der Regel nach 5–7 min erreicht. Wir fanden bei 6 Neugeborenen, die mit Apgar 10 zur Welt kamen und die wir im Rahmen einer anderen Versuchsreihe untersuchten, nach 5 min durchschnittliche pH-Werte von 7,18 und einen Base-Excess von —13. Auch nach 40 min betrug der Base-Excess noch —7, während sich der pH-Wert (7, 18 → 7,35) aufgrund einer kompensatorischen Hyperventilation (pCO_2 52 mmHg → 33 mmHg) normalisiert hatte. Diese Werte decken sich weitgehend mit den Ergebnissen von BERG und DÖRRLER.

Bei schwer asphyktischen Kindern mit Apgar-Werten, die schlechter als 4 sind, führen wir die Blindpufferung durch mit 2 mval pro kg 8,4 %igem Natriumbicarbonat, das mit der gleichen Menge 5 %iger Glucose verdünnt und über eine in die Nabelvene eingestochene Kanüle langsam injiziert wird. In dieser Dosierung ist die Gefahr einer Überkorrektur praktisch nicht gegeben. Wenn nach 5 min noch keine wesentliche Besserung des Apgar-Wertes trotz Pufferung und Beatmung eingetreten ist, legen wir einen Nabelvenenkatheter, den wir je nach Größe des Kindes 7–9 cm bis in die Vena cava vorschieben. Diese Technik ist einfacher und vor allem im Notfall rascher durchzuführen als das Einlegen eines Nabelarterienkatheters, den unsere Pädiater bevorzugen und bei geringerer Dringlichkeit und bei länger dauernden Infusionen anwenden. Welches der beiden Verfahren aufgrund seiner möglichen Komplikationen vorzuziehen sei, ist noch Anlaß zu mannigfaltigen Meinungsverschiedenheiten. Im Rahmen der Erstversorgung bewährte sich, wie gesagt, bei uns der Nabelvenenkatheter.

Nach einer Blutentnahme und der Bestimmung der Säure-Basen-Verhältnisse wird eine metabolische Acidose dann nach der Formel: Base-Excess × kg KG × 0,4 in mval zunächst nur zur Hälfte ausgeglichen, um eine Überkorrektur bei Berücksichtigung körpereigener Kompensationsmöglichkeiten zu vermeiden. Wir verwenden zur Pufferung ausschließlich Natriumbicarbonat. Nach KEUTH sind klinisch keine nennenswerten Unterschiede gesichert zwischen Tham und Natriumbicarbonat, trotz der theoretischen Wirkungsunterschiede hinsichtlich CO_2-Gehalt, des pulmonalvasculären Effektes und der klinischen Auswirkungen auf die extra- und intracelluläre Verteilung, auf Atemdepression, Hypoglykämie und Tetanie. Die Gabe von Tham bewirkt eine Hypokaliämie, Bicarbonat dagegen eine Hypernatriämie, wobei man allerdings hinsichtlich der Natriumeliminationsfähigkeit der Neugeborenenniere keine übermäßigen Bedenken geltend machen sollte, vor allem, wenn das Flüssigkeitsangebot ausreichend ist. Die Hyperosmolarität soll eher nach Tham größer sein und bezüglich der lokalen Verträglichkeit sind nach Tham Lebernekrosen und Pfortaderthrombosen beobachtet worden.

Stellt sich nach Sauerstoffbeatmung und Acidosepufferung nicht rasch eine gute Sauerstoffaufnahme ein, kann medikamentös versucht werden, die gestörte Lungenperfusion zu verbessern. Alupent hat sich hierbei weniger bewährt, dagegen wurden nach Complamin überzeugende Besserungen der Blutgaswerte und des klinischen Zustandes erzielt (KEUTH, TOSBERG).

Es werden Dosen von 50 mg pro kg KG intravenös injiziert, was, falls erforderlich, in 3-stündigen Abständen wiederholt werden kann. Des weiteren vermag niedermolekulares Dextran die pulmonale Perfusion zu verbessern durch Wirksamwerden gegen Sludge und Stase in den Capillaren und gegen Transsudation ins Interstitium und in die Alveolen. Wir verwenden 10%iges NaCl-freies Rheomacrodex in einer Dosierung von 2–3 ml pro kg KG und achten dabei wegen der Auswirkungen auf den Extravasalraum auf ausreichende Zufuhr von freiem Wasser.

Als Infusionslösung verwenden wir 5%ige Glucose. Höhere Konzentrationen sind zu meiden wegen der ohnehin schon bei frühgeborenen und asphyktischen Kindern durch Hyperkapnie und Acidose erhöhten Osmolarität, die Riegel nachweisen konnte. Aufgrund des verminderten Glucoseumsatzes, wie er beim Neugeborenen (Gladtke, Wilkinson) und im Streßstoffwechsel zu beobachten ist, machen wir uns z. Z. Gedanken, ob es nicht ratsamer sei, auf eine Kombination von Xylit, Laevulose und Glucose überzugehen, um über verschiedene Stoffwechselwege eine raschere Kohlenhydratverwertung und Energiebereitstellung zu erzielen. Entsprechende Untersuchungen sind zunächst an Erwachsenen in Gange.

Bei schweren intranatalen Hämorrhagien, die z. B. im Gefolge von Placentablutungen auftreten können, sind fehlendes Ansprechen der Aktivität des Kindes und eine bleich-graue Hautfarbe auf alle bisher genannten Maßnahmen als diagnostischer Hinweis auf einen erheblichen Blutverlust zu werten. Unter Venendruckkontrolle werden dann zunächst so lange Volumenersatzmittel infundiert, bis Blut zur Verfügung steht, das nach klinischem Effekt in Mengen bis zu 30 ml pro kg KG verabfolgt wird. Gleichzeitig ist auf eine gute Ventilation und Oxygenisierung zu achten, denn das hypoxische Neugeborene reagiert äußerst empfindlich auf jeden Volumenmangel (Veghelyi, Dortmann).

4. Herzwiederbelebung

Auch bei einer Asystolie kommt es in erster Linie auf eine optimale Entfaltung und Beatmung der Lungen an. Die Herzmassage selbst wird mit 2 Fingern, am besten mit beiden Daumen von den Schultern her, ausgeführt, wobei die übrige Hand Oberarme und Rücken umfaßt. Druckpunkt ist im Gegensatz zum Erwachsenen das mittlere Sternumdrittel aufgrund der anatomischen Besonderheiten beim Säugling (horizontal verlaufende Rippen, Gefahr der Leberruptur). Bei einer Frequenz von 100 Kompressionen pro Minute läßt sich ein Kreislauf aufbauen, der nach Roberts bis zu 80% des Herzzeitvolumens fördern kann. Führen diese Maßnahmen nicht rasch zum Erfolg, kann Alupent (0,1 mg pro kg KG in 5% Glucose, 1:4 verdünnt) oder Adrenalin (0,2 ml 1:1000 in 2 ml Glucose) über einen bereits gelegten Nabelvenenkatheter oder aber direkt durch den vierten ICR links parasternal intracardial injiziert werden. Meist gelingt es in kurzer Zeit, die Herzaktion wieder in Gang zu bringen. Solange eine Bradykardie unter 60 Schlägen pro Minute besteht, sollte, ebenso wie bei allen Bradykardien im Gefolge einer Asphyxie, eine assistierende Herzmassage ausgeübt werden.

Eine Herzwiederbelebung ist jedoch nur dann erfolgreich, wenn noch keine zentrale Schädigung eingetreten ist. Prognostisch ungünstig sind die Fälle, und das trifft leider auf die meisten zu, wo es als Folge einer lang dauernden Hypoxie im Verlauf einer Geburtskomplikation zur Asystolie kommt; hier ist das anoxieempfindlichere Gehirn mit Sicherheit schon vor dem Herzstillstand irreversibel geschädigt. Anders ist es, wenn während der Geburt noch gute Herztöne nachweisbar waren und es dann überraschend zum Herzstillstand gekommen ist.

Die Anoxie-Toleranz des Neugeborenenhirns soll 16 bis 19 min betragen, doch bietet diese Feststellung klinisch wenig Konsequenzen, kann man doch im Einzelfall nie genau sagen, in wieweit vorausgegangene hypoxische, geburtstraumatische oder sonstige Schädigungen diese Zeit reduzieren. Außerdem berichtet AVERY von Versuchen an neugeborenen Affen, bei denen nach einer Anoxiedauer von knapp 10 min bereits Thalamus-Läsionen gefunden wurden.

Nun wird das Neugeborene hinsichtlich seiner Toleranz sowieso sehr strapaziert, denn seine Reserven nach schwieriger Geburt sind gering und eine Beeinträchtigung vitaler Funktionen kann ohne frühzeitiges therapeutisches Eingreifen nicht ausreichend kompensiert werden; das Risiko eines cerebralen Schadens läßt sich nicht abschätzen. Darum kann unser Handeln nicht ausgerichtet sein auf ein tolerantes Wesen, das nach einigen Manipulationen, die im wesentlichen nur auf die Erzielung einer Spontanatmung gerichtet sind, unter Zeitverlust weiterverlegt werden kann, wenn es asphyktisch oder unreif ist. Die Erstversorgung mit allen anfallenden Erfordernissen und geschilderten Konsequenzen muß am Ort der Entbindung möglich sein und hier kann der Anaesthesist gut als Mittler zwischen Geburtshelfer und Pädiater im Interesse des Neugeborenen tätig werden.

Zusammenfassung

In der Reihenfolge des zeitlichen Ablaufs werden alle im Rahmen der primären Reanimation notwendig werdenden Maßnahmen besprochen.

Erster und wesentlichster Schritt ist die Erreichung einer möglichst vollständigen Entfaltung und Beatmung der Lungen; einer pulmonalen Vasoconstriction wird so am besten begegnet. Aufgrund klinischer Erfahrungen und eigener Tierexperimente muß die bei der Neugeborenenreanimation befürwortete und weithin betriebene Wechseldruckbeatmung eindeutig abgelehnt werden. Wenn trotz optimaler Ventilation kein Rosigwerden des Kindes erzielt werden kann, kommt die Blindpufferung zur

Anwendung. Die zusätzliche medikamentöse Beeinflussung der Lungenstrombahn hat nur ergänzende Bedeutung.

Es wird die Notwendigkeit einer möglichst umfassenden primären Versorgung des aspyktischen Neugeborenen ohne Zeitverlust noch am Ort der Entbindung betont.

Summary

This is a summary of all actions with timing necessary for the immediate resuscitation of the newborn.

As first and most important step a possibly complete inflation and aeration of the lungs should be achieved. Thus a pulmonary vasoconstriction will be counteracted best. Due to clinical experience and in accordance with our own experimental findings in animals positive-negative-pressure-breathing which has been used quite frequently in newborns up to now should be omitted completely. If there is no visible success inspite of optimal ventilation a buffer solution should be administered. Additional influence of drugs on pulmonary circulation is only supplementary.

The necessity of an extensive primary treatment of the asphyctic newborn without loss of time and right in the delivery room has to be underlined.

Literatur

Avery, M. E.: The lung and its disorders in the newborn infant, p. 219. Philadelphia-London-Toronto: W. B. Saunders 1968.

Beck, L.: Comments on the practical resuscitation of newborn infants. Perinatal Medicine (1st European Congress Berlin), p. 202. Stuttgart: Georg Thieme 1969.

Benzer, M.: Die Oberflächenspannung in der Lunge und ihre Bedeutung für die Reanimation des Neugeborenen. Anaesthesist **20**, 257 (1971).

— Respiratorbeatmung und Oberflächenspannung in der Lunge. In: Anaesthesiologie und Wiederbelebung, Band 38, Berlin-Heidelberg-New York: Springer 1969.

Berg, O., Dörrler, J.: Das Verhalten des Säure-Basen-Haushalts am ersten Lebenstage unter besonderer Berücksichtigung der ersten Lebensminuten. Geburtsh. u. Frauenheilk. **29**, 980 (1969).

Bretscher, J.: Simple practical measures for the resuscitation of asphyxiated newborn infants. Perinatal Medicine (1st European Congress Berlin), S. 194. Stuttgart: Georg Thieme 1969.

Brunner, J.: Die Reanimation des Neugeborenen. In: Anaesthesiologie und Wiederbelebung, 2. Auflage, S. 734. Berlin-Heidelberg-New York: Springer 1971.

Cordero, L.: Neonatal bradycardia following nasopharyngeal stimulation. J. Pediat. **78**, 441 (1971).

Devriendt, A.: L'utilisation des solutions de dextrane dans le traitement de la détresse néonatale. Acta anaesth. belg. **19**, 193 (1968).

Dortmann, A., Haupt, H.: Perinatale Hämorrhagie und Schocksyndrom des Neugeborenen. Arch. Kinderheilk. **177**, 131 (1968).

FRANKE, W.: Akute Elementargefährdung und Reanimation des Neugeborenen. In: Anaesthesiologie und Wiederbelebung, Band **47**, S. 15. Berlin-Heidelberg-New York: Springer 1970.

GLADTKE, E.: Der Umsatz von Glukose nach intravenöser Zufuhr bei Neugeborenen und Säuglingen. In: Kreislauf- und Stoffwechselprobleme bei Neugeborenen und Säuglingen, S. 129. München-Berlin-Wien: Urban & Schwarzenberg 1968.

GREGORY, A. G., KITTERMANN, J. S., PHIBBS, R. H., TOOLEY, W. M.: Treatment of the idiopathic respiratory distress syndrome with continuous positive airway pressure. New Engl. J. Med. **284**, 1333 (1971).

KEUTH, U.: Das Atemnotsyndrom und seine Behandlung. Mrschr. Kinderheilk. **118**, 52 (1970).

— RAZEGHI, H.: Der Effekt von Complamin auf den arteriellen pO_2 beim Membransyndrom und beim Aspirationssyndrom der Früh- und Neugeborenen. Mrschr. Kinderheilk. **117**, 81 (1969).

KRESS, D., GORBACH, H., SEMM, K.: Die Abhängigkeit der Perfusionsgröße von der Alveolarentfaltung nach verschiedenen Beatmungsmethoden. Geburtsh. Frauenheilk. **31**, 126 (1971).

LANGREHR, D., DOLLMANN, A.: Behandlungsergebnisse der akuten postnatalen Asphyxie. Anaesthesist **20**, 262 (1971).

MATEJĆEK, J.: Beatmen ohne abzusaugen? Anaesthesist **20**, 255 (1971).

MAYRHOFER, O.: Die Reanimation des asphyktischen Neugeborenen. Anaesthesist **20**, 253 (1971).

REGELE, H.: Morphologie der pathologischen Neugeborenenlunge. Anaesthesist **20**, 259 (1971).

ROBERTS, P., THORNFELDT, H., LANGLEY, J., MARK, C.: Immediate treatment of respiratory distress in the newborn. Amer J. Obstet. Gynec. **101**, 293 (1968).

SALING, E.: Das Kind im Bereich der Geburtshilfe. Stuttgart: Georg Thieme 1966.

SEMM, K., KRESS, D.: Zur Technik der Alveolarentfaltung bei asphyktischen Neugeborenen. Anaesth. Prax. **6**, 35 (1971).

TOSBERG: persönliche Mitteilung.

VEGHELYI, P. V.: Neonatal shock Z. Kinderheilk. **109**, 64 (1970).

WILKINSON, A. W.: Glucoseintolerance in newborn infants undergoing surgery. Lancet **39**, 5 (1968).

Intensivtherapeutische Maßnahmen bei anhaltenden Störungen der vitalen Funktionen des Neugeborenen

Von **W. Dick** und **B. K. Jüngst**

Die Anpassung des Neugeborenen an das extrauterine Leben erfordert einerseits eine Reihe von Umstellungsvorgängen bereits präformierter Funktionen auf ein neues Regelniveau, auf der anderen Seite die Übernahme *einer* völlig neuen vitalen Funktion, der Atmung.

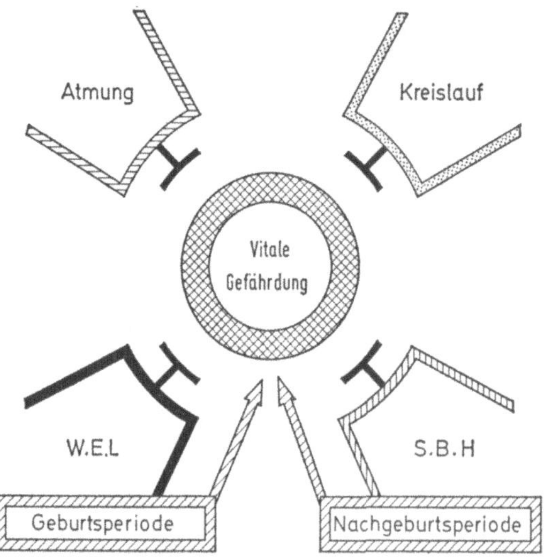

Abb. 1. Schematische Darstellung der vitalen Gefährdung des Neugeborenen im Verlauf der Geburtsperiode und der Nachgeburtsperiode

Akute Veränderungen dieses zwar labilen, aber funktionsfähigen Gleichgewichts führen zu einer Loslösung des Neugeborenen aus seiner physiologischen Situation in eine vitale Gefährdung hinein durch Störungen der nur zu etablierenden Funktionen einerseits sowie speziell durch Störungen der neu übernommenen Atemfunktion andererseits (Abb. 1).

Das Neugeborene bedarf einer Intensivtherapie immer dann, wenn Störungen seiner vitalen Funktionen noch jenseits der unmittelbar perinatalen Periode bestehen bleiben oder hier erst sichtbar werden.

Die klinische Manifestierung dieser Störungen ist, wenn auch symptomatisch vielgestaltig, grundsätzlich gleichförmig. Sie betrifft das Angebot, den Transport, die Passage und die Verwertung von Sauerstoff und energiereichen Substanzen im Aufnahme-, Transport- und Verwertungssektor sowie von Metaboliten im Transport-, Ausscheidungs- und Entgiftungssektor (Abb. 2).

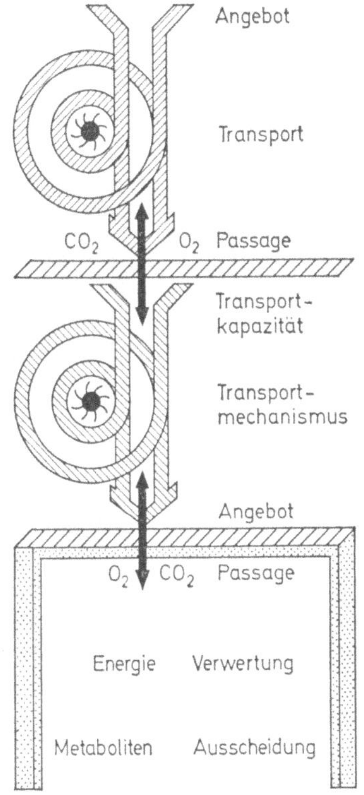

Abb. 2. Schematische Darstellung der Pathophysiologie der vitalen Gefährdung des Neugeborenen

Eckpfeiler des pathophysiologischen Ablaufs sind damit die innere und äußere Atmung, das Herz-Kreislaufsystem sowie der Wasser-Elektrolyt- und Säure-Basen-Haushalt. Störungen an allen 4 Systemen sind einerseits Ursache, andererseits schon Symptom und Folge des ablaufenden Geschehens.

Die Therapie muß deshalb davon ausgehen, daß im Augenblick der klinischen Manifestation vital bedrohlicher Funktionsstörungen der intra- und pericelluläre Schadensprozeß bereits in Gang gekommen ist. Ein entsprechendes therapeutisches Konzept, dessen unverzügliche Realisierung sowie eine optimale technische Ausrüstung sind daher unabdingbar.

Gehen wir davon aus, daß bei einem Neugeborenen die unmittelbaren Folgen einer intrapartalen Aspiration durch die Maßnahmen der akuten Reanimation beseitigt worden sind. Die weitere Therapie muß den Gasaustausch mit Hilfsmitteln so lange sichern, bis die morphologischen und funktionellen Veränderungen abgeklungen sind.

In Fällen isolierter Sauerstoffaustauschstörungen (Abb. 3) reicht dazu vielfach schon die einfache Sauerstoffanreicherung der Atemluft aus. Diese Sauerstoffanreicherung soll beim Neugeborenen in Kombination mit der Klimatisierung des äußeren Milieus erfolgen, also im geheizten und befeuchteten Inkubator. Moderne Inkubatoren besitzen ein Kontrollsystem, das den jeweils eingestellten prozentualen Sauerstoffgehalt der Luft ständig anzeigt. Nasopharyngealsonden oder Sauerstofftrichter sind dagegen kaum gebräuchlich (lediglich aus Gründen der Übersichtlichkeit wurde im ersten Teil der Abbildung 3 eine Sauerstoffsonde mit eingezeichnet).

Die Applikation reinen Sauerstoffs, ohnehin Extremfällen oder diagnostischen Zwecken vorbehalten, muß mit Hilfe einer Maske und eines Nichtrückatemsystems erfolgen.

Die Höhe der Sauerstoffzufuhr sollte weniger von der Furcht vor seinen toxischen Auswirkungen, als vielmehr von der Furcht vor der Hypoxämie bestimmt sein. Leitgrößen für Ausmaß und Dauer einer Sauerstoffapplikation sind daher nur arterieller und venöser Sauerstoffpartialdruck.

Reicht die Sauerstoffapplikation zur Behebung einer Hypoxämie nicht aus, kenntlich an niedrigen arteriellen und venösen Sauerstoffpartialdrucken, oder besteht isoliert oder gleichzeitig eine respiratorische Acidose, so ist der nächste Schritt der Therapieeskalation die endotracheale Intubation und Respiratortherapie (Abb. 3). Von der alleinigen Intubation ohne zusätzliche Beatmung ist kaum eine dauerhafte Besserung der Situation zu erwarten, da erhöhter Atemwegswiderstand, erhöhte Atemarbeit und damit erhöhter Sauerstoffverbrauch schließlich zur Erschöpfung des ohnehin atemgestörten Neugeborenen führen. Unseres Erachtens sollten daher einerseits Intubation und Respiratortherapie beim Neugeborenen kombiniert, andererseits die Indikation zur Intubation und Respiratortherapie frühzeitig gestellt werden. Die dem Neugeborenen vielfach zugeschriebene, aber kaum jemals schlüssig bewiesene erhöhte Hypoxietoleranz kann nur zu einer gefährlichen Therapieverzögerung führen, während der eine noch reversible hypoxische Schädigung abläuft.

Die unkontrollierte Respiratortherapie bringt jedoch ebenso eine Gefährdung der Sauerstoffversorgung mit sich. Die Sauerstoffdissoziationskurve des Neugeborenen ist gegenüber der des Erwachsenen nach links verschoben, d. h. die erhöhte Sauerstoffaffinität des Hämoglobins führt zwar in der Lunge zu einer hohen Sauerstoffsättigung bei relativ niedrigen

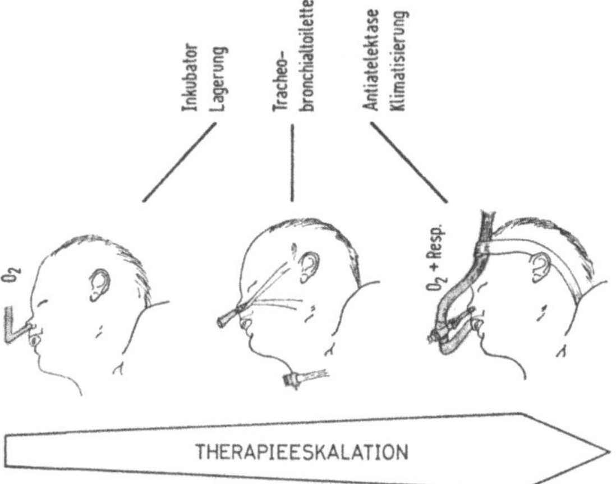

Abb. 3. Schematische Darstellung der Therapieeskalation bei respiratorischen Störungen

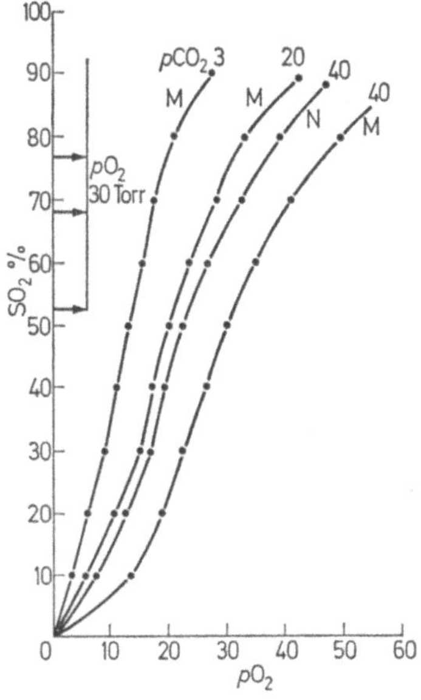

Abb. 4. Die Auswirkungen einer unkontrollierten Hyperventilation auf die Sauerstoff-Bindungskurve des Neugeborenen (Einzelheiten siehe Text)

Sauerstoffpartialdrucken, im Gewebe muß jedoch bei gleicher Sauerstoffabgabe der Sauerstoffpartialdruck tiefer absinken als beim Erwachsenen. Ein stark verminderter CO_2-Partialdruck als Folge der Respiratortherapie kann unter Umständen die Sauerstoffbindungskurve so weit nach links verschieben, daß eine Entsättigung des Hämoglobins kaum noch stattfindet (Abb. 4). Ein normaler arterieller pO_2 könnte dann trotzdem mit einer Gewebshypoxie verbunden sein. Gegen einen solchen Effekt kann letztlich nur die Bestimmung der Blutgaswerte schützen.

Alle bisher aufgeführten Maßnahmen müssen selbstverständlich mit den übrigen, allgemein gültigen Prinzipien der Therapie respiratorischer Störungen kombiniert werden, d. h. mit einer effektiven sterilen Tracheobronchialtoilette, mit wechselnder Lagerung, Beseitigung etwa entstehender Atelektasen durch vorsichtiges intermittierendes Blähen der Lungen und gegebenenfalls gezieltes bronchoskopisches Absaugen, durch Klimatisierung des Beatmungsgases usw.

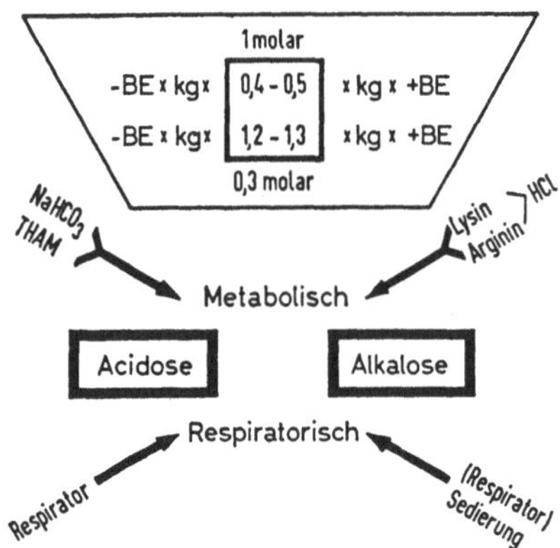

Abb. 5. Schematische Darstellung der Therapie bei Störungen im Säure-Basen-Haushalt

Die Störung des Säure-Basen-Haushaltes im Gefolge der Hypoventilation und der Hypoxie wurden schon kurz angedeutet. An dieser Stelle soll vornehmlich auf die Therapie der metabolischen Acidose eingegangen werden, wie sie u. a. auch nach kardiovasculär bedingter Gewebshypoxie, bei Exsiccosen, Elektrolytverschiebungen usw. auftritt.

Die metabolische Acidose ist einerseits Globalsymptom aller sich auf den Zellstoffwechsel auswirkenden hypoxischen Veränderungen, wird aber andererseits dadurch selbst zum thanatogenetischen Faktor, daß sie die primären Störungen unterhält und verstärkt. Bekanntlich ist die metabolische Acidose durch eine Verminderung des Standardbicarbonats bei negativem Base-Excess mit oder ohne respiratorische Kompensation gekennzeichnet.

Zur definitiven Korrektur einer primär im Rahmen der Notfalltherapie anbehandelten metabolischen Acidose sind Blutgaskontrollen unerläßlich.

Im Prinzip stehen 2 Korrekturlösungen zur Verfügung, Natriumbicarbonat und Tham. Ohne auf die Vor- und Nachteile bzw. Indikationen und Kontraindikationen beider Substanzen eingehen zu wollen, wird die metabolische Acidose des Neugeborenen im Rahmen der Intensivtherapie gewöhnlich durch Natriumbicarbonat korrigiert. Zur Ermittlung des Korrekturbedarfs ist einmal die Molarität der Lösungen zu berücksichtigen, zum anderen der gegenüber dem Erwachsenen erhöhte extracelluläre Flüssigkeitsbestand des Neugeborenen (Abb. 5). Damit muß für die Berechnung des Bedarfs einer 1-molaren Natriumbicarbonatlösung der Faktor 0,4–0,5, zur Berechnung des Bedarfs einer 0,3-molaren Tham-Lösung der Faktor 1,2–1,3 eingesetzt werden. Da Tham seine Pufferwirkung auch im Intracellulärraum entfaltet, müßte theoretisch sogar der Faktor 2,1–2,4 berück-

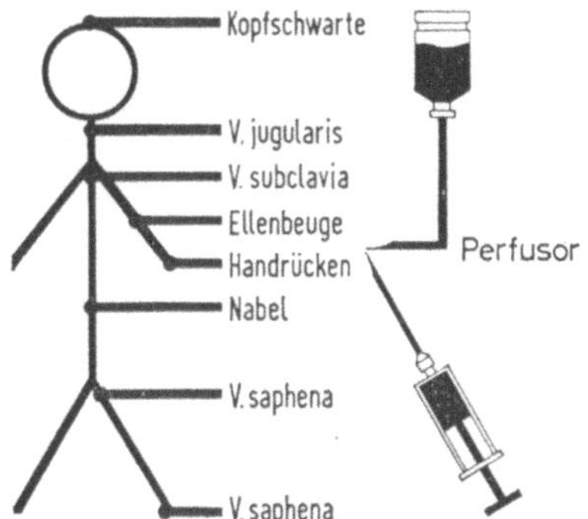

Abb. 6. Schematische Zusammenfassung parenteraler Zugangswege beim Neugeborenen

sichtigt werden. Generell bleibt jedoch bei der Korrektur jeder Störung im Säuren-Basen-Gleichgewicht zu bedenken, daß diese Störung eine anderweitige Ursache hat. Die alleinige Korrektur einer metabolischen Störung ohne Berücksichtigung der zugrundeliegenden Ursache würde lediglich eine Blutgaskosmetik bedeuten.

Die Infusion derart hochmolarer und gefäßwandirritierender Lösungen wirft ein technisches Problem auf, die Sicherung eines ständig funktionsfähigen und zeitlich unbegrenzt verwendbaren parenteralen Zugangs (Abb. 6). Die Punktion einer Hautvene kann nur als vorübergehende Maßnahme angesehen werden, für den weiteren Ablauf der Intensivtherapie ist die Installation eines Nabelvenen- oder Nabelarterienkatheters angezeigt. Über das Für und Wider eines Nabelvenen- bzw. Nabelarterienkatheters und damit über die Indikationen und Kontraindikationen für die eine oder andere Applikationsart besteht noch keine Einigkeit. In den Fällen, in denen aus technischen Gründen die Verwendung des Nabelkatheters nicht mehr möglich ist, ist die Applikation eines Cava-Katheters indiziert. Ein ständig funktionsfähiger parenteraler Zugang ist jedoch nicht nur zur Infusion gefäßwandaggressiver Lösungen notwendig. Akut auftretende Zwischenfälle wie auch die längerfristige Korrektur noch bestehender Reststörungen wie schließlich die langfristige parenterale Ernährung machen ihn ebenso dringlich.

Ein hämorrhagischer Schock zum Beispiel kann beim Neugeborenen Folge einer fetomaternalen Transfusion, einer Placenta praevia, einer Organruptur sein oder im Rahmen dringlicher Operationen auftreten. Seine sekundären Auswirkungen über den Zeitraum der Notfallbehandlung hinaus sind wiederum Gegenstand intensivtherapeutischer Maßnahmen (Abb. 7). Die reine Volumensubstitution wird sich hier allenfalls noch auf

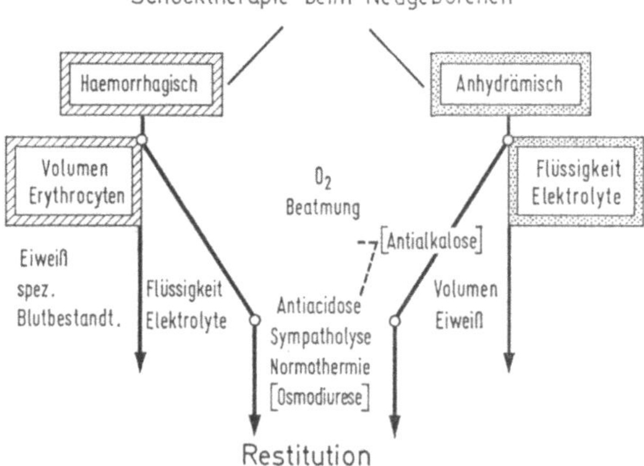

Abb. 7. Pathophysiologie und Therapie des Schocks beim Neugeborenen

die Korrektur von Restdefiziten beschränken. Im Vordergund steht vielmehr die Therapie der Mikrocirculationsstörungen und deren Auswirkungen sowie die Behandlung qualitativer Veränderungen. Eine stark verminderte Sauerstofftransportkapazität aufgrund einer Blutungsanämie kann letztlich von einem Hämatokritwert von 30% an niemals nur durch Volumenersatzmittel, Serum oder Plasmakonserven beseitigt werden. Hier bleibt die Substitution mit Sauerstoffträgern, beim Neugeborenen vorzugsweise mit Erythrocytenkonzentrat oder gar gewaschenen Erythrocyten unerläßlich. Neben anderen Qualitäten bietet die Erythrocytenkonserve den entscheidenden Vorteil einer relativ volumenarmen Zufuhr von Sauerstoffträgern. Daneben ist gegebenenfalls auch die Substitution anderer Blutbestandteile, die Normalisierung der Eiweißfraktionen usw. erforderlich. Auf die Dringlichkeit einer kontrollierten antiacidotischen Behandlung im Rahmen des Schocks wurde bereits ebenso hingewiesen wie auf die Notwendigkeit der Sauerstoffapplikation, gegebenenfalls der passageren Respiratortherapie.

Konnte im Rahmen der Notfallbehandlung des schockierten Neugeborenen eine fixierte Vasoconstriction mit Volumenersatz und spezifischen desaggregierenden Maßnahmen nicht beseitigt werden, so muß die Vasoconstriction jetzt in der zweiten Phase der Therapie medikamentös durchbrochen werden (Abb. 8). Aus verschiedenen Gründen bietet sich dazu der kurzfristig wirkende, gut steuerbare α-Receptorenblocker Hydergin an. Seine Applikation in einer Dosierung von 0,04 mg pro 0,1 qm Körperoberfläche bewirkt vielfach eine schlagartige Besserung des vorher kritischen Zustandes des Neugeborenen, vorausgesetzt, die Hypovolämie ist definitiv beseitigt.

Wird Hydergin mit Dolantin-Atosil zur lytischen Mischung kombiniert etwa wenn beim operierten Neugeborenen auch eine Analgesie und Sedierung erwünscht ist, enthält diese Mischung 100 mg Dolantin, 50 mg Atosil

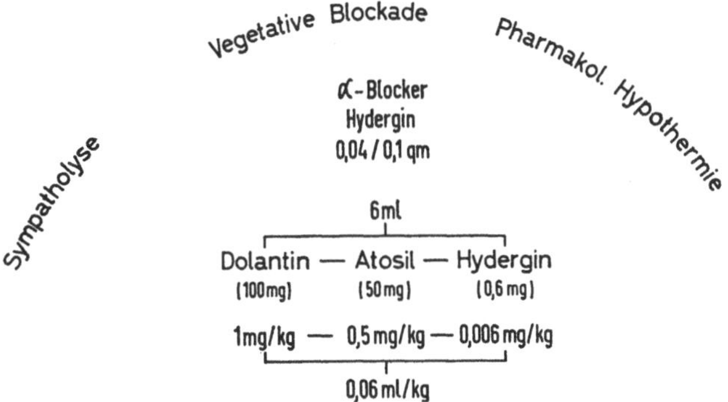

Abb. 8. Dosierungsrichtlinien für die α-Receptorenblockade mit Hydergin sowie für die Applikation des lytischen Cocktails beim Neugeborenen

und 0,6 mg Hydergin. Die Dosierung dieser Gesamtlösung richtet sich dann nach der Dosierung des Dolantins.

Die gleiche Lösung wird auch zur vegetativen Blockade im Rahmen einer Normothermierung mit physikalischer Kühlung durch Alkohol-Eisumschläge, Luftumwälzung, Eiswassereinläufe usw. verwendet, etwa bei hoch fieberhaften Erkrankungen, zentralen Hyperthermien u. ä.

Gerade bei derartigen Erkrankungen tritt vielfach eine latente oder manifeste Schocksymptomatik auf. Sie ist hier zwar ebenso Folge eines Volumenmangels, aber ausgelöst über ein primäres Flüssigkeitsdefizit infolge erhöhter physiologischer Verluste oder infolge ausgedehnter Sequestration und pathologischer Verluste. Die Therapie muß jetzt primär vom Flüssigkeitsersatz, zwar gleichzeitig, aber sekundär vom Volumenersatz ausgehen, wobei sich die Zusammensetzung der zu infundierenden Lösungen nach der Art des Defizits ausrichtet. Zur quantitativen Bemessung der Infusionsmengen dienen Körpergewicht, Blutvolumen, Elektrolytstatus und sonstige diagnostische Parameter. Bei einer milden Dehydratation entsprechend einem Körpergewichtsverlust von 5% müssen etwa 30–50 ml pro kg als Defizit angesetzt werden, eine schwere Exsiccose ist mit einem Fehlbedarf von 100 ml pro kg uud mehr anzusetzen (Abb. 9). Hier sollten bis zu 40 ml pro kg an Flüssigkeit in den ersten 3–4 Std infundiert werden, um die akute Schocksymptomatik zu beseitigen. Die Hälfte bis $^2/_3$ des gesamten Flüssigkeitsdefizits muß innerhalb der ersten 24 Std zugeführt sein.

Wird etwa mit Hilfe der Blutvolumenbestimmung ein länger bestehendes Plasmavolumendefizit von 100 ml festgestellt, so ist zu berücksichtigen, daß das zu ersetzende Defizit im Extracellulärraum bis zum 6- bis 8fachen des gemessenen Plasmavolumendefizits betragen kann.

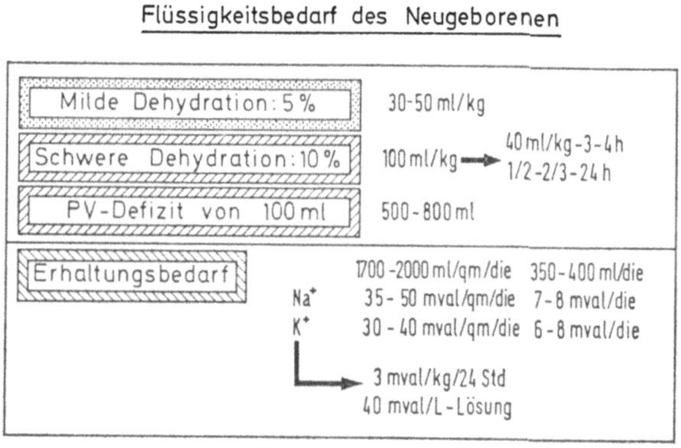

Flüssigkeitsbedarf des Neugeborenen

Milde Dehydration: 5% — 30-50 ml/kg

Schwere Dehydration: 10% — 100 ml/kg → 40 ml/kg-3-4 h; 1/2-2/3-24 h

PV-Defizit von 100 ml — 500-800 ml

Erhaltungsbedarf — 1700-2000 ml/qm/die — 350-400 ml/die

Na^+ — 35-50 mval/qm/die — 7-8 mval/die

K^+ — 30-40 mval/qm/die — 6-8 mval/die

→ 3 mval/kg/24 Std; 40 mval/L-Lösung

Abb. 9. Richtlinien zur Flüssigkeitstherapie beim Neugeborenen

Die Elektrolytsubstitution muß sich streng nach der Art der Dehydratation richten, d. h. sie muß qualitativ und quantitativ ausreichend sein. Bestimmte Elektrolytveränderungen wie z. B. die Hypokaliämie und Hypochlorämie des Säuglings sind gesetzmäßig mit Störungen im Säure-Basen-Haushalt kombiniert. Die in diesen Fällen meist nachzuweisende metabolische Alkalose spricht aber weniger auf eine Korrektur im Säure-Basen-Status, als vielmehr eine primäre Korrektur im Elektrolythaushalt an.

Daneben soll natürlich der Erhaltungsbedarf an Flüssigkeit und Elektrolyten parenteral, später auch enteral gedeckt werden, der mit 1700–2000 ml pro qm Flüssigkeit, 35–50 mval Natrium pro qm und 30–40 mval Kalium pro qm anzusetzen ist. Besondere Aufmerksamkeit ist der Kaliumsubstitution in zweifacher Hinsicht zu widmen. Als Erhaltungstherapie soll Kalium höchstens in einer Menge von 3 mval pro kg KG pro 24 Std verabreicht werden, wobei eine Infusionslösung nicht mehr als 40 mval pro Liter enthalten darf. Bei extremen Kaliumdefiziten ist eine wesentlich höhere

Dosierung angezeigt, die jedoch nur unter fortlaufender Kontrolle der Serumkaliumwerte und des EKG's vorgenommen werden kann.

Ein entscheidender Punkt bleibt schließlich noch zu erwähnen. Sowohl Neugeborene als auch Frühgeborene haben entgegen früheren Ansichten normale thermoregulatorische Reaktionen, lediglich ist der Regelbereich, d. h. der Bereich der Umgebungstemperatur, innerhalb dessen der Organismus seine Körpertemperatur konstant halten kann, wesentlich enger. Die kältegegenregulatorische Steigerung der Wärmebildung über die zitter-

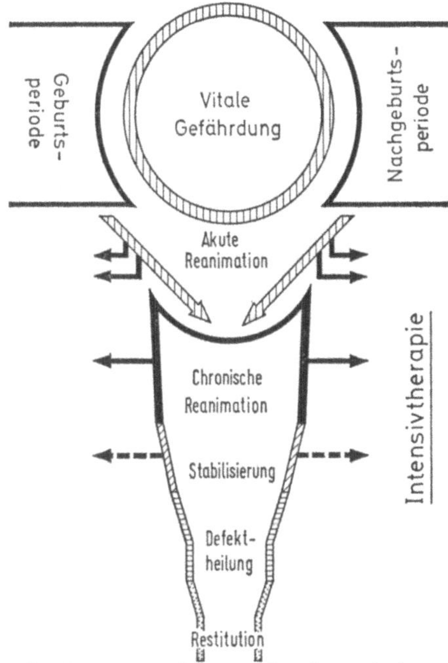

Abb. 10. Schematische Zusammenfassung der Intensivtherapie beim Neugeborenen

freie Thermogenese bleibt nach außen hin verborgen und kann dadurch zu falschen Schlüssen führen. Sie tritt aber bereits bei einem Abfall der Umgebungstemperatur um lediglich 2–3° C unter die Rectaltemperatur ein. Eine wichtige Folge der fallenden Körpertemperatur wurde von Riegel beobachtet: Beim einen Tag alten Säugling ist die Zunahme der alveolären Ventilation mit fallender Körpertemperatur geringer als bei älteren Säuglingen, d. h. die Gefahr der alveolären Hypoventilation mit ihren Folgen ist größer als beim älteren Kind. Kommt es zusätzlich durch Hypoxie und Acidose zu einer Erhöhung des Gefäßwiderstandes und Zunahme des Totraums durch Bronchodilatation, so stellen sich Verhältnisse ein wie bei der fetalen Lunge.

Die Abhängigkeit der Sterblichkeit von der Körpertemperatur, gerade beim Frühgeborenen, zeigt den großen Einfluß der Körpertemperatur auf die Funktionen der vitalen Systeme.

Alle bisher geschilderten Maßnahmen setzen folglich optimale Temperaturbedingungen voraus.

Die bis hierher kurz skizzierten intensivtherapeutischen Prinzipien waren vornehmlich auf die Erhaltung und Stabilisierung der vitalen Funktionen ausgerichtet. In ihren Bereich fallen aber ebenso die weiterreichenden Probleme der parenteralen Ernährung mit Kohlenhydraten, Fett und Aminosäuren, die Umstellung der Ernährung, die Entwöhnung vom Respirator, die Behandlung einer manifest werdenden Hirnsymptomatik, die Therapie einer Nierenschädigung und vieles andere mehr.

Das Neugeborene mit einer anhaltenden vitalen Gefährdung, resultierend aus der unmittelbar perinatalen Periode oder der späten Nachgeburtperiode, kann nur dann definitiv und defektfrei überleben, wenn vom Augenblick der Diagnose einer vitalen Gefährdung an eine kontinuierliche Versorgungskette über die akute Reanimation und die chronische Reanimation bis zur Stabilisierung und Eigenübernahme aller vitalen Funktionen gewährleistet ist (Abb. 10). Die leider immer noch hohe Zahl von Mißerfolgen läßt sich dabei nur durch eine intensive und lückenlose Zusammenarbeit zwischen Geburtshilfe, Anaesthesie und Pädiatrie effektiv reduzieren.

Literatur

Bardell, E., Freeman, J., Hey, E. N.: Relative humidity and incubators. Arch. Dis. Childh. **43**, 172 (1968).

Caress, D. L., Kissack, A. S., Slovin, A. J., Stuckey, J. H.: The effect of respiratory and metabolic acidosis on myocardial contractility. J. thorac. cardiovasc. Surg. **56**, 571 (1968).

Cooke, R., Fries-Hansen, B., Lunding, M.: Sevial arterial oxygen tensions, carbon dioxide tensions and acid base changes in the idiopathic respiratory distress syndrome and related conditions. Exhibition-European club for pediatric research. IX. Annual meeting Copenhagen July 7th–9th, 1967.

Jüngst, B. K.: Die Therapie des Schocks im Kindesalter. Arch. Kinderheilk. **175** (1968).

Katschnig, H., Zweymüller, E.: Differentialdiagnose und Therapie des hämorrhagischen Schocks beim Neugeborenen. Z. Kinderchir. **8**, 193 (1970).

Keuth, U.: Infusion und parenterale Ernährung des Neu- und Frühgeborenen. Pädiat. Fortbild. Prax. **7**, 383 (1968).

— Natriumbicarbonat-Glucose-Infusion beim Membransyndrom der Früh- und Neugeborenen. Dtsch. med. Wschr. **92**, 248 (1967).

Krause, W.: Trispufferbehandlung bei „depressed infants“, Teil 1 und 2. Z. Geburtsh. Gynäk. **169**, 158, (1968).

McCrory, W. W.: Normal fluid, electrolyte and caloric requirements for children requiring parenteral alimentation. Amer. J. Surg. **107**, 384 (1964).

Müller, G., Horka, G., Mann, H.: Zur Statistik der perinatalen Asphyxie aus morphologischer Sicht. Dtsch. med. Wschr. **29**, 189 (1971).

OPITZ, H., SCHMID, F.: Handbuch der Kinderheilkunde. Band 1: Physiologie und Pathologie der Neugeborenenperiode. Berlin-Heidelberg-New York: Springer 1971.

OTTO, H., FRYDL, V.: Sauerstoff und seine Risiken. Med. Klin. **66**, 741 (1971).

PAULSEN, E. B.: Postoperative fluid, electrolyte and caloric requirements in children. Amer. J. Surg. **107**, 390 (1964).

RIEGEL, K. P.: Der Atemgasaustausch in der Lunge in Streßsituationen bei Neugeborenen und jungen Säuglingen. In: Kreislauf- und Stoffwechselprobleme bei Neugeborenen und Säuglingen, S. 66. München-Berlin-Wien: Urban & Schwarzenberg 1968.

ROBERTS, P., THORNFELDT, R., LANGLEY, I. I., MARK, C.: Immediate treatment of respiratory stress and the newborn. Amer. J. Obstet. gynec. **101**, 293 (1968).

SCHNEIDER, M.: Einführung in die Physiologie des Menschen. 16. Auflage. Berlin-Heidelberg-New York: Springer 1971.

THORNFELDT, R. E.: Treatment of respiratory distress syndrome and apnea-neonatorum. Empfehlung des Emanuel-Hospital Portland, Oregon.

VARGA, F.: Energy metabolism in infantile hypoxia. Acta paediat. Acad. Sci. hung. **8**, 279 (1967).

WEBER, H.: Wasser- und Elektrolythaushalt in der Kinderchirurgie. Z. Kinderchir. **6**, 434 (1969).

Probleme der Langzeitbeatmung des Neugeborenen

Von **P. Dangel**

Die Anwendung von Respiratoren auch zur Beatmung von Neugeborenen seit mehr als 10 Jahren hat an unserer Klinik zur Etablierung einer befriedigenden Routine bei der Behandlung von ateminsuffizienten Patienten geführt. Die Zahl der beatmeten Patienten hat ständig zugenommen. 1969 wurden 157 und 1970 142 Kinder vorübergehend oder während längerer Zeit maschinell beatmet. Ca. 40% der Fälle waren Neugeborene (s. Tab. 1).

Tabelle 1. Intensivbehandlungsstation Universitäts-Kinderklinik Zürich

Betten aseptisch			10
Betten septisch			14
	1969	1970	
Patienten	587	640	
Mortalität	17%	15%	
Intubierte	200	177	
Beatmete	157	142	

ca. 40% der beatmeten Fälle waren Neugeborene

Intubation, Tracheotomie

Seit 1965 haben wir die Beatmung bei allen Fällen durch nasale Trachealtuben begonnen. Einzig die Tetanuspatienten (12 Fälle seit 1960) sowie ein Fall von vollständiger Atemlähmung wegen einer Guillain-Barré-Paralyse wurden noch primär tracheotomiert. Unsere Erfahrung mit mehr als 500 länger als 5 Tage nasal intubierten Patienten zeigt, daß nicht die Gefahr der Kehlkopf- oder Trachealschädigung das größte Problem darstellt, sondern die sichere Fixation und das Verhüten des Verstopfens des Tubus. Wir verwenden ausschließlich Plastiktuben (Rüschelit). Bei Kindern unter 10 bis 12 Jahren wird nie ein aufblasbarer Cuff gebraucht. Der Tubus wird durch eine selbst hergestellte Platte festgehalten. Die Länge des Tubus kann nach der Intubation noch verstellt werden (s. Abb. 1 u. 2). Die Platte wird mit einem Band um den Kopf festgebunden (s. Abb. 3). Mit diesem System kann, gute Überwachung vorausgesetzt, das Herausfallen des Tubus auch bei sich frei bewegenden Kindern verhindert werden. Dennoch ist die Intubationsbehandlung bedeutend aufwendiger und schwieriger, als die Betreuung von Tracheotomierten. Bei unseren pädiatrischen Fällen und besonders bei Kleinkindern ist sie aber mit weniger Dauerschädigungen verbunden als die Tracheotomie.

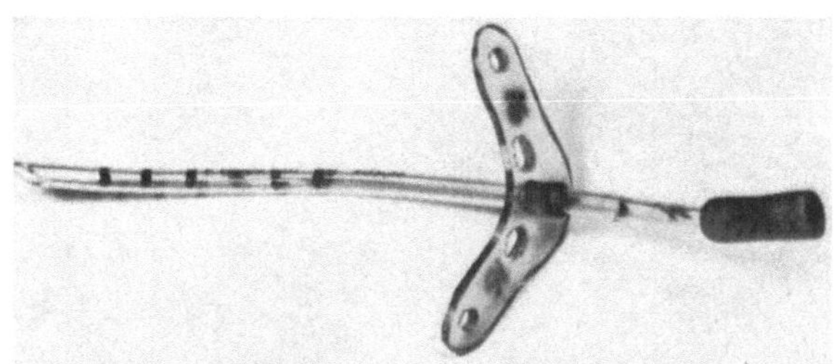

Abb. 1. Nasotrachealtubus, hergestellt aus Plastiktubus „Rüschelit" und Fixationsplatte mit Manschette. An der Tubusspitze ist eine Zentimetereinteilung angebracht (1. Marke bei 2 cm); System zusammengesetzt

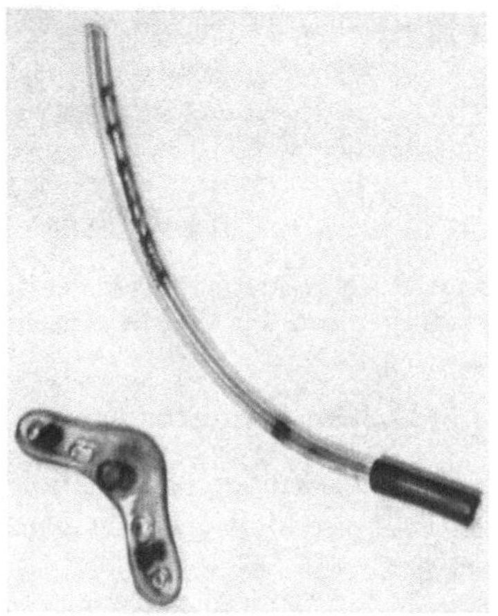

Abb. 2. System zerlegt

Nur fünf Mal haben wir nach Intubation eine narbige Stenosierung des subglottischen Raumes erlebt. Durch Bougierung konnte in 4 Fällen eine vollständige Heilung erreicht werden. Der 5. Patient ist an seinem Grundleiden gestorben, bevor die Stenose behandelt werden konnte.

Wir tracheotomieren Kleinkinder unter 1 Jahr erst, wenn nach einer Intubationsdauer von 8–10 Wochen weiter beatmet werden muß. Dies um eine unschöne Verformung der Nase, welche nach Intubationszeiten von mehr als 3–4 Monaten nicht mehr vollständig reversibel ist, zu vermeiden. Als Tracheotomiekanüle verwenden wir cufflose Plastiktuben (Rüschelit) mit selbst hergestellter Platte. Nur bei älteren Kindern und wenn (z. B. bei schweren Pneumonien) hohe Beatmungsdrucke benötigt werden, greifen wir zu Doppelcufftubus aus Gummi (Rüsch).

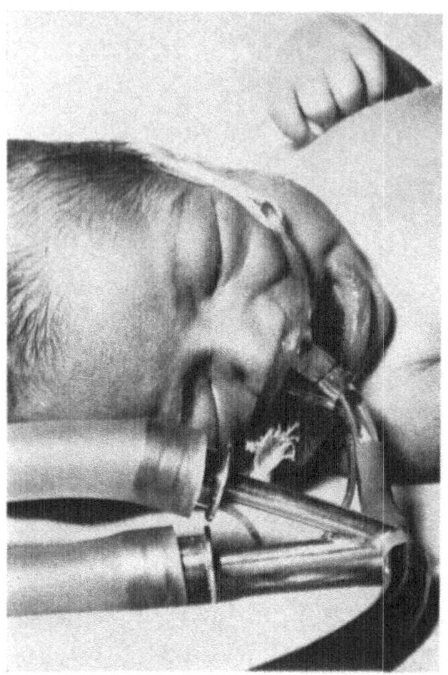

Abb. 3. Fixation des nasotrachealen Tubus mit dem in der Universitätskinderklinik Zürich entwickelten und seit 1965 bewährten System

Luftkonditionierung

Nur bei genügender und dauernder Anfeuchtung der Beatmungsluft kann das Verstopfen des Tubus verhindert und eine genügend dünnflüssige Bronchialsekretion erreicht werden. Bei den für Kinder benötigten kleinen Beatmungsvolumina haben sich die Luftbefeuchter des Bird-Respirators und sogar der nicht sehr leistungsfähige Verdampfer des Engström-Respirators gut bewährt. Nur ausnahmsweise werden Ultraschallvernebler (Vorsicht vor Überhydrierung!) benötigt. Vor jeder der stündlich durchgeführten Bronchialtoiletten werden 1–3 ml 0,9% NaCl-Lösung in den Tubus instilliert.

Alle spontan atmenden intubierten oder tracheotomierten Patienten werden dauernd über ein T-Stück an einen geheizten, sterilisierbaren, selbst hergestellten Befeuchter (s. Abb. 4) angeschlossen. Die Patienten atmen damit filtrierte, befeuchtete und gewärmte Luft mit genau bekanntem und häufig gemessenem Sauerstoffzusatz. Jede Luftbefeuchtung erhöht die Infektionsgefahr. Häufiges Auswechseln der Systeme und Sterilisation derselben ist deshalb von größter Bedeutung.

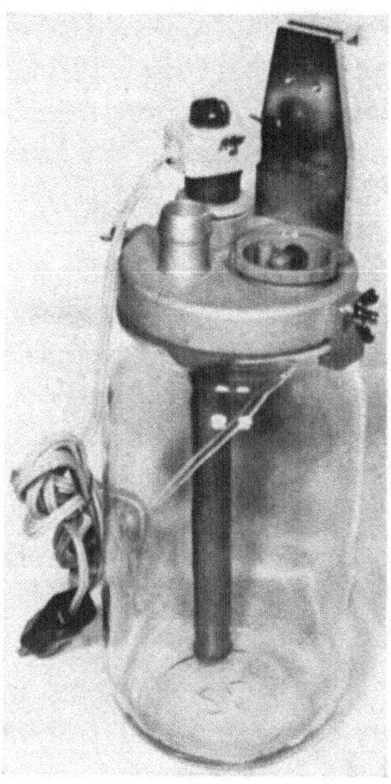

Abb. 4. Luftbefeuchter, bestehend aus Bird-Vernebler-Einsatz, Heizung, Konservenglas

Infektionsprophylaxe

Respiratoren und Schlauchsysteme werden häufig gewechselt und sterilisiert. Die Beatmung erfolgt immer über ein Bakterienfilter im Inspirationsschlauch. Zur Befeuchtung wird nur *sterilisiertes* destilliertes Wasser verwendet. Das Absaugen erfolgt unter sterilen Kautelen. Bakteriologische Kontrollen des Bronchialsekretes werden mindestens 2 mal wöchentlich, bei Bedarf häufiger durchgeführt. Eine antibiotische Therapie erfolgt gezielt und nicht als Prophylaxe.

Atelektaseprophylaxe

Jeder intubierte oder tracheotomierte Patient wird alle 2–3 Std umgelagert, Kleinkinder immer auch auf den Bauch. Der Thorax wird mehrere Male täglich abgeklopft und vibriert. Falls dennoch Atelektasen auftreten, wird mit einem positiven endexspiratorischen Druck beatmet (PEP). Wir sahen nie einen Anlaß zur Anwendung von Wechseldruckbeatmung.

Sauerstofftoxicität

Die eingeatmete Sauerstoffkonzentration muß periodisch kontrolliert werden. Falls während mehr als einigen Stunden höhere Sauerstoffkonzentrationen als 40% gebraucht werden, wird das arterielle pO_2, allenfalls die O_2-Sättigung im Capillarblut, obligatorisch gemessen. Nur so können bei Neugeborenen die retrolentale Fibroplasie verhindert und in jedem Alter die Häufigkeit der Sauerstoffschädigung der Lungen vermindert werden. Wenn Atelektasen, Infiltrate, intrapulmonale Shuntbildung oder Lungenödem eine genügende arterielle Sättigung verunmöglichen, kann unter Anwendung von endexspiratorisch positivem Druck (PEP) von 5–10 cm Wassersäule meistens schlagartig ein Anstieg der pO_2 beobachtet und die inspiratorische O_2-Konzentration reduziert werden. Gleichzeitig werden die vorher „weißen Lungen" geöffnet und die Röntgenkontrolle läßt eine bessere Belüftung erkennen. Vorsicht ist allerdings im Schock geboten. Durch die Erhöhung des intrathorakalen Druckes vor Behebung der Hypovolämie kann es zur katastrophalen Verminderung des Herzminutenvolumens kommen. Die Messung von Venendruck und arteriellem Druck vor der Anwendung von PEP ist deshalb wichtig und wird bei Neugeborenen routinemäßig durchgeführt.

Akuter Zwischenfall: Pneumothorax

Bei sehr schlechter Compliance, wie sie beim idiopathischen Atemnotsyndrom des Neugeborenen (hyaline Membranen-Krankheit) regelmäßig und bei ausgedehnten Pneumonien gelegentlich vorkommt, kann eine Normoventilation oft nur bei Anwendung von hohen Beatmungsdrucken erreicht werden. Bei Neugeborenen kommt es nicht ganz selten (in unserer Serie von 23 mit PEP beatmeten Fällen mit Atemnotsyndrom 1971 4mal) zum akut auftretenden Pneumothorax. Durch intrapulmonale Zerreißungen des Gewebes und Luftaustritt ins Mediastinum kann auch ein Pneumoperikard entstehen. Die Luftansammlungen stehen rasch unter Spannung und führen zur akuten Verschlechterung des Zustandes mit Cyanose, Blutdruckabfall und Acidose. Rasches Erkennen und sofortige Therapie durch Entlastungspunktion und Saugdrainage beseitigen die Gefahr. Jedes Zögern führt zur Katastrophe. Es ist uns bei akutem Pneumoperikard zweimal gelungen, durch Drainage des Perikards erfolgreich zu helfen und beide Patienten haben den Zwischenfall ohne Schaden überlebt.

Wahl des Respirators

Wir bevorzugen die volumengesteuerte Beatmung mit dem dank seiner robusten Mechanik sehr zuverlässigen Engström-Respirator (s. Abb. 5). Mehr als 15jährige Erfahrung zeigt, daß auch das Pflegepersonal diese Maschine leicht zu beherrschen lernt. Nur die besondere Beatmungsprobleme bietenden Frühgeburten mit hyalinen Membranen wurden bis 1970 mit druckgesteuerten Geräten (Bird) ventiliert. Aber erst seitdem wir auch in diesen Fällen das volumengesteuerte Gerät, welches neuerdings in einer Variation für die Pädiatrie (Maximalfrequenz 57/min) erhältlich ist, verwenden, sind die Erfolge besser geworden. Nach unserer Erfahrung kann auf einen Triggermechanismus immer verzichtet werden. Die Adaptation des Patienten an die mit fixer Frequenz laufende Maschine gelingt ohne Schwierigkeiten, sobald Normoventilation erreicht wird. Mit Hilfe einer vorübergehenden Sedierung mit Diazepam (Valium) oder Pethidin können wir die Anwendung von Relaxantien beim Kleinkind fast immer ersetzen. Jede maschinelle Beatmung wird dauernd mit einem Beatmungsmonitor überwacht.

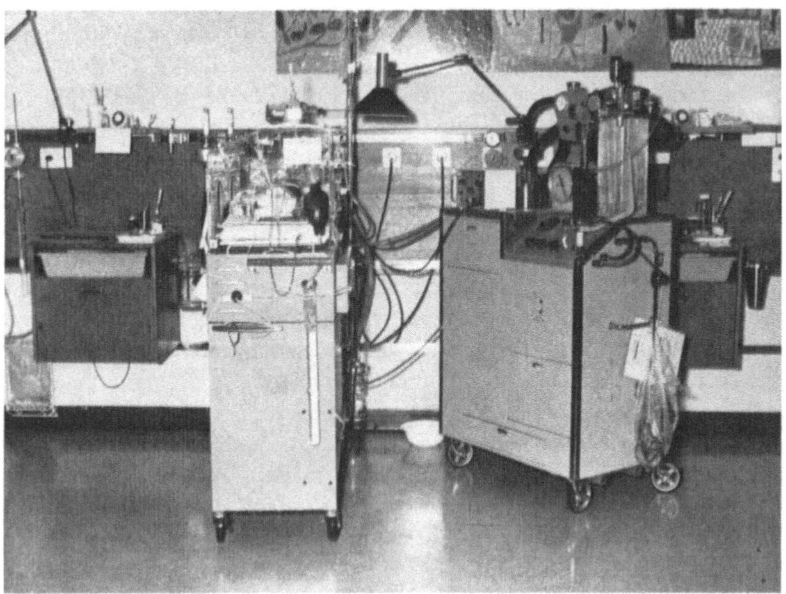

Abb. 5. Anordnung bei der Beatmung von Neugeborenen

Extubation und Dekanülierung

Nach jeder langdauernden Intubation geben wir vor der Extubation ein abschwellendes Medikament, wie z. B. Oxyphenbutazon (Tanderil) als Suppositorium und eine volle Dosis (60 mg pro m² Körperoberfläche) Prednisolon i.v. oder i.m. (Ultracorten-H). In der großen Mehrzahl der Fälle gelingt die Extubation ohne Schwierigkeiten und die Kinder haben nach wenigen Stunden wieder ihre normale Stimme. Selten müssen nach der Extubation aus dem subglottischen Raum noch fibrinöse Beläge endoskopisch entfernt werden.

Nach längerer Tracheotomiedauer kommt es gelegentlich zur Einbuchtung der Tracheavorderwand durch die Kanüle. Wiederholt gelang es, durch Einlegen eines nasotrachealen Tubus für 2–3 Tage, diese Deformation für dauernd zu korrigieren. Zweimal mußte die malacisch gewordene Tracheavorderwand im Bereiche des Stomas durch einen kleinen plastischen Eingriff versteift werden.

Lungenfunktion nach langdauernder Beatmung

Unsere Erfahrung mit der langdauernden Beatmung hat gezeigt, daß es durch die Beatmung mit intermittierend positivem Druck auch nach langer Zeit nicht zu einer Lungenfunktionsstörung kommen muß, wenn die Lunge nicht durch Anwendung von hohen Sauerstoffkonzentrationen geschädigt wurde.

Das Bild der bronchopulmonalen Dysplasie scheint vor allem durch die schädigende Wirkung langfristig applizierter hoher Sauerstoffkonzentrationen hervorgerufen zu werden. Eine wegen Poliomyelitis jetzt fast 15 Jahre, aber nur mit Luft beatmete junge Dame weist auch heute bei Luftbeatmung eine völlig normale Blutgasanalyse auf. Ihre Lungencompliance ist mit 67 ml pro cm H_2O fast normal geblieben. Andere während 60 bis 527 Tagen beatmete Kinder bestätigen diese Feststellung (s. Tab. 2). Wenn hingegen zur Herstellung eines genügenden arteriellen pO_2 längere Zeit Sauerstoffkonzentrationen über 50–60% angewendet werden müssen, sehen wir fast regelmäßig das Bild der bronchopulmonalen Dysplasie. Oft verliert man diese Kinder wegen zunehmender Ateminsuffizienz bei grobblasigem, z. T. groteskem Emphysem. Die Autopsie zeigt eine wabige Fibrosierung des Lungengewebes und Metaplasien der Bronchialschleimhaut. Bei den Überlebenden scheint eine gewissen Restitution möglich zu sein; über den späteren Verlauf ist noch zu wenig bekannt.

Indikationen der Beatmung

Eine große Zahl unserer Beatmungspatienten sind prä- oder postoperative Fälle mit dekompensierten Herzvitien. Durch Verbesserung der Sauerstoffbilanz infolge Wegfall der Atemarbeit kann der Zustand dieser Kinder mit der Beatmung oft verbessert werden. Es liegt auf der Hand, daß die Mortalität dieser Fälle in erster Linie vom Verlauf des Grundleidens abhängt, welches allerdings durch das Aufrechterhalten von normalen Blutgaswerten günstig beeinflußt wird. Bei vielen anderen Indikationen zur langdauernden Beatmung hängt die Überlebenschance der Patienten hingegen wesentlich von der Qualität der Intensivbehandlungsmaßnahmen, insbesondere der Beatmung ab. Tetanusfälle im Kindesalter können bei guter Routine geheilt werden (s. Tab. 3). Eine seltenere Indikation ist der

Tabelle 2. Langzeitbeatmung

Patient	Alter	Diagnose	Beatmungs-dauer (Tage)	Intubation (Tage)	Tracheo-tomie (Tage)
Z. W.	19 Tage	Transposition der großen Gefäße Pneumonie	486	251	968
G. M.	22 Tage	Transposition der großen Gefäße	60	59	154
R. L.	1 Std	große Zwerchfell-hernie, Zwerchfell-hypoplasie	527	43[a]	484[a]
R. R.	13 Jahre	Poliomyelitis	5453[b]	–	dauernd

[a] bis 8. 10. 1971
[b] bis 8. 10. 1971

Tabelle 3. Tetanus (Universitäts-Kinderklinik Zürich)

	Fälle	gestorben	%
1920–1929	17	7	41
1930–1939	14	7	50
1940–1949	27	7	26
1950–1959	20	7	35
1960–1970	12	0	0

Tabelle 4. Pertussis. Fälle mit Apnoeanfällen

Patient	Alter	Diagnose	Beatmungs-dauer (Tage)		Intubations-dauer (Tage)
P. S.	$^2/_{12}$	Pertussis Pyocyaneus-pneumonie	E	12	14
F. A.	$^1/_{12}$	Pertussis	E	19	19
E. B.	$^1/_{12}$	Pertussis	E	12	12
L. B.	$^1/_{12}$	Pertussis Aspirations-pneumonie	E	13	15
F. J.	$^1/_{12}$	Pertussis	E	15	17
B. G.	$^2/_{12}$	Pyocyaneus-pneumonie mit Hustenanfällen	E, B	37	38

schwere Keuchhusten bei jungen Säuglingen, wenn gehäufte Apnoeanfälle und hypoxische Phasen auftreten. Wir haben sechs solche Patienten im Alter von 1–2 Monaten erfolgreich während 12–37 Tagen beatmet. In jedem Fall konnten wir feststellen, daß während der ganzen Zeit der Beatmung auch ohne Sedierung keine Hustenanfälle auftraten. Bei verfrühtem Versuch, die Beatmung abzusetzen, kam es jedoch sofort wieder zu schwersten Erstickungsanfällen (s. Tab. 4).

Das größte Problem stellten bis vor kurzem die Frühgeburten mit Atemnotsyndrom dar. Die Erfolge der Beatmung waren bescheiden. Erst mit der von verschiedenen Autoren fast gleichzeitig begonnenen Beatmungsform mit positivem endexspiratorischem Druck zur Verhütung der Atelektasenbildung, zur Verminderung des pulmonalen Shunts und zur damit ermöglichten Reduktion der inspiratorischen Sauerstoffkonzentration wurden die Resultate besser. Seit Anfang 1971, nach einem Besuch bei GREGORY in

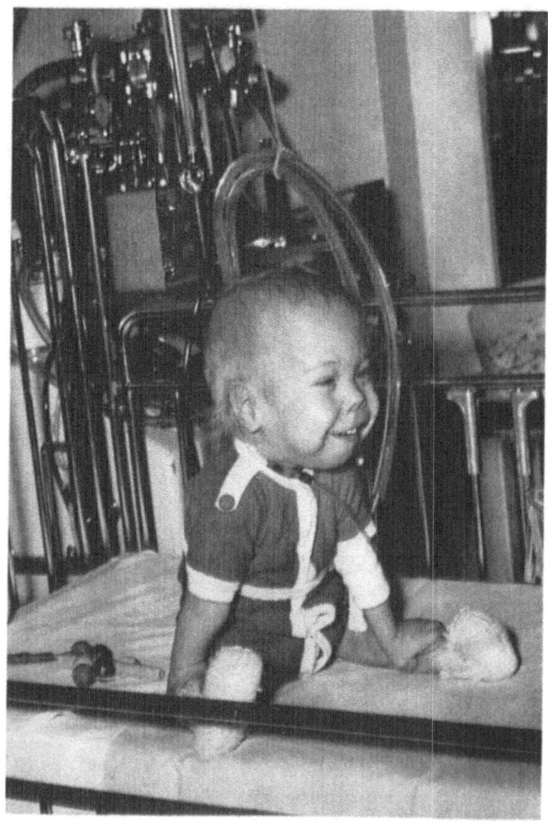

Abb. 6. R. L., Diagnose: große Zwerchfellhernie, Zwerchfellhypoplasie; Zustand nach Beatmung seit Geburt während 527 Tagen

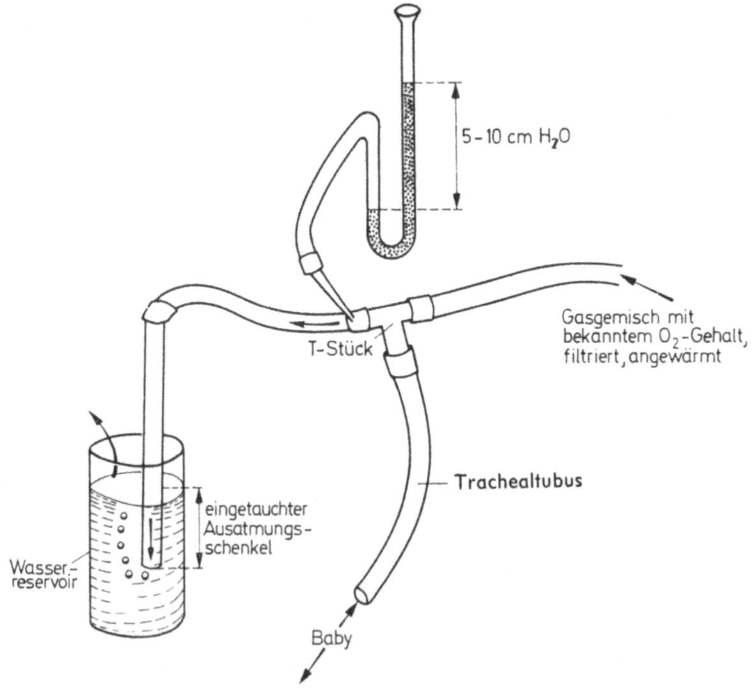

Abb. 7. System zur Applikation von CPAP (modifiziert nach GREGORY et al.: New Engl. J. Med. **284**, 1333 (1971)

Tabelle 5. Hyaline Membranen – beatmete Fälle

Periode	n	überlebt		gestorben	Respirator
1969	12	3	25%	9	Bird
1970	19	5	26%	14	Bird
1971	23	17	74%	6	Engström PEP CPAP

San Francisco, hat sich in unserem Krankengut durch die Anwendung von kontinuierlichem positivem Druck auch während der Spontanatmung am Tubus (Continuous Positive Airway Pressure, CPAP, s. Abb. 7) eine beachtliche Verbesserung in verschiedener Hinsicht ergeben. Die Überlebenschance der beatmeten Patienten ist von 25% auf über 70% angestiegen (s. Tab. 5). Die Beatmungs- und Intubationszeiten, die Sauerstoffexposition und die Hospitalisationszeit wurden kürzer (s. Tab. 6, 7, und 8). Die Mortalität unserer an hyalinen Membranen erkrankten Frühgeborenen konnte von 46% in den Jahren 1969/70 (beatmete und nicht beatmete Fälle) auf 19% im Jahre 1971 (bis 30. 9. 1971) herabgesetzt werden (s. Tab. 9).

Tabelle 6. Hyaline Membranen – nur überlebende Patienten. Mittlere Dauer der Beatmung mit und ohne CPAP

Periode	n	mittl. GG	Beatmungs-dauer	CPAP
1969/70	8	2090 g (1600–2740)	41,1 Tage (2,5–154)	–
1971	17	2068 g (1120–3100)	5,4 Tage (1–25,8)	18,8 Std (0–65)

Tabelle 7. Hyaline Membranen – nur überlebende Patienten. Mittlere Dauer der Intubation (Tracheotomie) und Hospitalisation

Periode	n	mittl. GG	Intubation (Tracheotomie)	Hospitalisation
1969/70	8	2090 g (1600–2740)	77,4 Tage (2,75–384)	141,4 Tage (25–495)
1971	17	2068 g (1120–3100)	7,2 Tage (1,4–31)	49,6 Tage (33–89)

Tabelle 8. Hyalin Meembranen – nur überlebende Patienten. Mittlere Dauer der O_2-Exposition in Stunden

Periode	n	Dauer der O_2-Exposition in Stunden 95–100 %	80–95 %	60–80 %	Total mehr als 60 %
1969/70	8	19,9	28,6	16,9	65,4
1971	17	1	3,3	16,2	20,5

Tabelle 9. Hyaline Membranen – alle Fälle

Periode	n	Beatmung nicht nötig und überlebt (%)	Kontraindikation gegen Beatmung und gestorben (%)	beatmet überlebt (%)	gestorb.	total überlebt (%)
1969	46	22 (47,8)	12 (26,1)	3 (6,5 bzw. 25)	9	25 (54,3)
1970	39	16 (41,0)	4 (10,3)	5 (12,8 bzw. 26)	14	21 (53,8)
1971 bis 30. 9.	38	14 (36,8)	1 (2,6)	17 (44,7 bzw. 74)	6	31 (81,6)

Schlußbemerkungen

Die Beatmung von Kleinkindern stellt viele Probleme und bedeutet einen enormen pflegerischen und apparativen Aufwand. Ohne die Infrastruktur einer gut organisierten Kinderklinik (24-Stunden-Betrieb im Blutgas- und chemischen Labor, leistungsfähige Bakteriologie) und ohne engste Zusammenarbeit mit dem für die allgemeinen Belange der Behandlung kranker Kinder vertrauten Pädiater sind die Voraussetzungen für eine erfolgreiche Therapie der Ateminsuffizienz in dieser Altersklasse nicht gegeben. Und noch wichtiger als viele elektronische Geräte ist bei der Intensivbehandlung von Neugeborenen und Kleinkinder die gut ausgebildete, zur Aufmerksamkeit und Selbständigkeit erzogene und immer wieder neu instruierte Schwester.

Zusammenfassung

Eine sichere Beatmungsroutine kann nur erreicht werden, wenn Probleme wie Intubation, Tubusbefestigung, Luftkonditionierung, Bronchialtoilette, Physiotherapie, Infektionsverhütungsmaßnahmen, Respiratorkenntnis usw. zum Gemeingut des Pflegepersonals geworden sind. Genügend Personal, eine aufwendige Ausrüstung und während 24 Std im Tag arbeitende Laboratorien sind Bedingung.

Die Indikation zur Beatmung von Neugeborenen und Kleinkindern muß weit gestellt werden. Die Chance des einzelnen Patienten ist oft nicht vor Ablauf von einigen Tagen klar erkennbar. Mit der Zahl der Fälle, die in einer Klinik beatmet werden, steigt die Sicherheit der Beatmung und die Chance für diejenigen Fälle, deren Schicksal in erster Linie von der Qualität der Intubations- und Beatmungsbehandlung abhängt, wie z. B. bei Kindern mit Tetanus, spinalen Lähmungen, bei gewissen prä- und postoperativen Fällen (Herzchirurgie) sowie in der letzten Zeit von Neugeborenen mit Atemnotsyndrom.

Literatur

Molz, G.: Pneumopathien bei Neugeborenen nach langfristiger intratrachealer Druckbeatmung mit hochgespanntem Sauerstoff. In: Beiträge zur gerichtlichen Medizin, Band XXVIII. Wien: Deuticke 1971.

McIntyre, R. W., Laws, A. K., Ramachandran, P. R.: Positive Exspiratory Pressure Plateau: Improved gas exchange during mechanical ventilation. Canad. Anaesth. Soc. J. Vol. **16**, 6 (November 1969).

Gregory, G. A., Kittermann, J. A., Phibbs, R. H., Hamilton, W. K.: Treatment of the idiopathic respiratory dystress syndrome with continuous positive airway pressure. New Engl. J. Med. **284**, 1333 (1971).

Summary

The papers summarized here were presented at the symposium on "anesthesia and resuscitation in newborns and infants", held in Mainz on October 8th and 9th, 1971.

In the first paper premedication, technical preparations, and different anesthetics and ways of performing and monitoring anesthesia suitable for use with infants are described by WAWERSIK. He points out the importance of adequate artificial ventilation. Any enlargement of the dead space should be avoided, and every effort should be made to reduce it to 8 ml.

ARBENZ and DICK continue with a detailed description of the different anesthetic techniques. A dosage of atropine 0.015–0.02 mg/kg body weight i.m. is suggested for premedications; this would block reflexes of the n. vagus. Newborns rarely need any drying agent, since there is virtually no respiratory tract secretion. Sedation and analgesia are not necessary. A stethoscope over the precordium or an esophageal stethoscope may be used to monitor heart rate and respiration.

In premature babies it is particularly useful to monitor the temperature. E.C.G., central venous pressure, endexpiratory CO_2, and blood-gas analysis could also be monitored. The optimal system for ventilation is the KUHN- or JACKSON-REES modification of AYRE's T-piece, with manual compression of the reservoir bag. The most suitable method of induction is inhalation of Oxygen/Nitrous, Oxide/Halothane or Oxygen/Halothane; when the patient becomes unconscious assisted ventilation is neccessary. Halothane concentrations should not exceed 2%. Except for very short operations (5 min) newborns should always be intubated. Different methods of intubation are described: intubation of the spontaneously breathing newborn, induction of inhalation, intravenous induction with suxamethonium, the Liverpool technique, and intravenous induction with thiopentone and tubocurarine.

Extubation should be performed only when the newborn is awake. Endotracheal suction is very rarely necessary.

The effects of obstetric anesthesia on the fetus and newborn are pointed by FINSTER. Almost every anesthetic drug crosses the placenta. This depends on several factors, included the degree of ionization, the fat solubility, the quantity of the drug and the molecular weight. Unique characteristics of the fetal circulation protect the fetus from the effect of drugs administered to the mother, by their passage through the liver and dilution due to shunting with venous blood. Compression of the cord and uterine contractions may reduce the amount of drugs transmitted to the fetus. This fetal protection is only temporary. Prolonged anesthesia or the administration of large doses of depressant drugs to the mother cause depression in the newborn, as indicated by lower Apgar scores. Local anesthetic techniques may have advantages over general anesthesia in obstetrics.

The present status of pediatric anesthesia in Tokyo shows the increasing number of pediatric cases requiring surgery. SATOYOSHI underlines the need for specialists in pediatric anesthesia. A special field in the task of the pediatric anesthetist is the care of critical respiratory conditions. A number of cases are described to illustrate that tracheal lavage is useful in some instances of respiratory distress and in postoperative respiratory care.

Immediate resuscitation of newborn in the delivery room is summarized by MILEWSKI and REINEKE. The first and most important step is to achieve complete inflation and aeration of the lungs. This is the best way of curtailing pulmonary vasoconstriction. According to clinical experience and the authors' own experimental findings in animals positive-negative-pressure breathing causes a reduction of the compliance, and should therefore be avoided. If ventilation has no visible success buffer solutions should be administered, preferably sodium bicarbonate. Any further effect of drugs on pulmonary circulation is only supplementary.

The newborn needs intensive therapy if irregularity persists in any vital function after resuscitation. DICK and JÜNGST describe intensive care of the four systems: respiration, water and electrolyte metabolism, circulatory system and acidbase balance. Changes in one of these systems must be followed by a series of countermeasures such as oxygen treatment, intubation and respirator therapy, infusions, and the administration of special drugs. The environmental temperature should not vary from body temperature by more than 2° C. The correlation between mortality and changes in body temperature shows the importance of this parameter for the vital functions, especially in the premature infant.

Prolonged respirator treatment in newborns has its own problems and complications. DANGEL treated 299 infants, 40% of them newborns, in the years 1969 and 1970. The indications for respirator treatment were postoperative respiratory insufficiency, tetanus, pertussis, respiratory distress syndrome, and poliomyelitis. The infants were intubated nasally with cuffles portex tubes. Nasal intubation was maintained for 3–4 months, and if longer treatment was necessary tracheostomy was performed. During the long-term treatment meticulous attention must be paid to the air conditioning (humidity and temperature), prevention of infection, avoidance of atelectasis, and adequate oxygen dosage, by well trained staff with a good knowledge of respirators.

Anaesthesiology and Resuscitation · Anaesthesiologie und Wiederbelebung

Anesthésiologie et Réanimation

Erschienene Bände:

1 Resuscitation Controversial Aspects. Chairman and Editor: Peter Safar

2 Hypnosis in Anaesthesiology. Chairman and Editor: Jean Lassner

3 Schock und Plasmaexpander. Herausgegeben von K. Horatz und R. Frey. Vergriffen.

4. Die intravenöse Kurznarkose mit dem neuen Phenoxyessigsäurederivat Propanidid (Epontol®). Herausgegeben von K. Horatz, R. Frey und M. Zindler

5 Infusionsprobleme in der Chirurgie. Herausgegeben von U. F. Gruber und M. Allgöwer

6 Parenterale Ernährung. Herausgegeben von K. Lang, R. Frey und M. Halmágyi

7 Grundlagen und Ergebnisse der Venendruckmessung zur Prüfung des zirkulierenden Blutvolumens. Von V. Feurstein

8 Third World Congress of Anaesthesiology

9 Die Neuroleptanalgesie. Herausgegeben von W. F. Henschel

10 Auswirkungen der Atemtechnik auf den Kreislauf. Von R. Schorer

11 Der Elektrolytstoffwechsel von Hirngewebe und seine Beeinflussung durch Narkotica. Von W. Klaus

12 Sauerstoffversorgung und Säure-Basenhaushalt in tiefer Hypothermie. Von P. Lundsgaard-Hansen

13 Infusionstherapie. Herausgegeben von K. Lang, R. Frey und M. Halmágyi

14 Die Technik der Lokalanaesthesie. Von H. Nolte

15 Anaesthesie und Notfallmedizin. Herausgegeben von K. Hutschenreuter

16 Anaesthesiologische Probleme der HNO-Heilkunde und Kieferchirurgie. Herausgegeben von K. Horatz und H. Kreuscher

17 Probleme der Intensivbehandlung. Herausgegeben von K. Horatz und R. Frey

18 Fortschritte der Neuroleptanalgesie. Herausgegeben von M. Gemperle

19 Örtliche Betäubung: Plexus brachialis. Von Sir Robert R. Macintosh und W. W. Mushin

20 Anaesthesie in der Gefäß- und Herzchirurgie. Herausgegeben von O. H. Just und M. Zindler

21 Die Hirndurchblutung unter Neuroleptanaesthesie. Von H. Kreuscher

22 Ateminsuffizienz. Von H. L'Allemand

23 Die Geschichte der chirurgischen Anaesthesie. Von Thomas E. Keys

24 Ventilation und Atemmechanik bei Säuglingen und Kleinkindern unter Narkosebedingungen. Von J. Wawersik

25 Morphinartige Analgetica und ihre Antagonisten. Von Francis F. Foldes, Mark Swerdlow, and Ephraim S. Siker

26 Örtliche Betäubung: Kopf und Hals. Von Sir Robert R. Macintosh und M. Ostlere

27 Langzeitbeatmung. Von Ch. Lehmann

28 Die Wiederbelebung der Atmung. Von H. Nolte

29 Kontrolle der Ventilation in der Neugeborenen- und Säuglingsanaesthesie. Von U. Henneberg

30 Hypoxie. Herausgegeben von R. Frey, K. Lang, M. Halmágyi und G. Thews

31 Kohlenhydrate in der dringlichen Infusionstherapie. Herausgegeben von K. Lang, R. Frey und M. Halmágyi

32 Örtliche Betäubung: Abdominal-Chirurgie. Von Sir Robert R. Macintosh und R. Bryce-Smith

33 Planung, Organisation und Einrichtung von Intensivbehandlungseinheiten am Krankenhaus. Herausgegeben von H. W. Opderbecke

34 Venendruckmessung. Herausgegeben von M. Allgöwer, R. Frey und M. Halmágyi

35 Die Störungen des Säure-Basen-Haushaltes. Herausgegeben von V. Feurstein

36 Anaesthesie und Nierenfunktion. Herausgegeben von V. Feurstein

37 Anaesthesiologie und Kohlenhydratstoffwechsel. Herausgegeben von V. Feurstein

38 Respiratorbeatmung und Oberflächenspannung in der Lunge. Von H. Benzer

39 Die nasotracheale Intubation. Von M. Körner

40 Ketamine. Herausgegeben von H. Kreuscher

41 Über das Verhalten von Ventilation, Gasaustausch und Kreislauf bei Patienten mit normalem und gestörtem Gasaustausch unter künstlicher Totraumvergrößerung. Von O. Giebel

42 Der Narkoseapparat. Von P. Schreiber

43 Die Klinik des Wundstarrkrampfes im Lichte neuzeitlicher Behandlungsmethoden. Von K. Eyrich

44 Der primäre Volumenersatz mit Ringerlactat. Von A. O. Tetzlaff. Vergriffen

45 Vergiftungen: Erkennung, Verhütung und Behandlung. Herausgegeben von R. Frey, M. Halmágyi, K. Lang und P. Oettel

46 Veränderungen des Wasser- und Elektrolythaushaltes durch Osmotherapeutika. Von M. Halmágyi

47 Anaesthesie in extremen Altersklassen. Herausgegeben von K. Hutschenreuter, K. Bihler und P. Fritsche

48 Intensivtherapie bei Kreislaufversagen. Herausgegeben von S. Effert und K. Wieners

49 Intensivtherapie beim akuten Nierenversagen. Herausgegeben von E. Buchborn und O. Heidenreich

50 Intensivtherapie beim septischen Schock. Herausgegeben von F. W. Ahnefeld und M. Halmágyi

51 Prämedikationseffekte auf Bronchialwiderstand und Atmung. Von L. Stöcker

52 Die Bedeutung der adrenergen Blockade für den haemorrhagischen Schock. Von G. Zierott

53 Nomogramme zum Säure-Basen-Status des Blutes und zum Atemgastransport. Herausgegeben von G. Thews

54 Der Vena Cava-Katheter. Von C. Burri und D. Gasser

55 Intensivbehandlung und ihre Grenzen. Herausgegeben von K. Hutschenreuter und K. Wiemers

56 Anaesthesie bei Eingriffen an endokrinen Organen und bei Herzrhythmusstörungen. Herausgegeben von K. Hutschenreuter und M. Zindler

57 Das Ultrakurznarkoticum Methohexital. Herausgegeben von Ch. Lehmann

58 Stoffwechsel. Pathophysiologische Grundlagen der Intensivtherapie. Herausgegeben von K. Lang, R. Frey und M. Halmágyi

59 Anaesthesia Equipment. By P. Schreiber

60 Homoiostase. Wiederherstellung und Aufrechterhaltung. Herausgegeben von F. W. Ahnefeld und M. Halmágyi

61 Essays on Future Trends in Anaesthes By A. Boba

62 Respiratorischer Flüssigkeits-Wärmeve lust des Säuglings und Kleinkindes b künstlicher Beatmung. Von W. Dick

63 Kreislaufwirkungen von nicht depola sierenden Muskelrelaxantien. Von Schaer

64 Sauerstoffüberdruckbehandlung. Problem und Anwendung. Herausgegeben vo I. Podlesch

65 Der Wasser- und Elektrolythaushalt d Kranken. Von H. Baur und K. Lang

66 Überlebens- und Wiederbelebungszeit d Herzens. Von P. G. Spieckermann

67 Energiebedarf und Sauerstoffversorgun des Herzens in Narkose. Von D. Kettl

68 Anaesthesie mit Gamma-Hydroxibutte säure. Herausgegeben von W. Bushart un P. Rittmeyer

69 Ketamin. Neue Ergebnisse in Forschun und Klinik. Herausgegeben von M Gemperle, H. Kreuscher und D. Langreh

70 Die Sekretion des Nebennierenmark unter dem Einfluß von Narkotica un Muskelrelaxation. Von M. Göthert

71 Anaesthesie und Wiederbelebung be Säuglingen und Kleinkindern. Heraus gegeben von F. W. Ahnefeld und M Halmágyi

In Vorbereitung:

72 Therapie lebensbedrohlicher Zustände be Säuglingen und Kleinkindern. Heraus gegeben von R. Frey, M. Halmágyi und K. Lang

73 Regionale Schmerztherapie. Herausgege ben von R. Frey und Mitarbeiter

74 Neuere Erfahrungen mit Propanidic (Epontol). Herausgegeben von M. Zindler, H. Yamamura und W. Wirth

75 Anesthetic Management of Endocrine Disease. By T. Oyama

76 Möglichkeiten des Helikopters im Rettungswesen. Herausgegeben von F. W. Ahnefeld, M. Allgöwer, B. Haid und G. Hossli

77 Herzrhythmus und Anaesthesie. Herausgegeben von H. Nolte und J. Wurster